四季养生

跟着二十四节气
健康烹饪

吴茂钊　吴　玫　王　涛　刘志忠◎主编

中国纺织出版社有限公司

图书在版编目（CIP）数据

四季养生：跟着二十四节气健康烹饪/吴茂钊等主
编 . -- 北京：中国纺织出版社有限公司，2025.7.

ISBN 978-7-5229-2619-3

Ⅰ.R247.1；TS972.161

中国国家版本馆CIP数据核字第2025LT5846号

责任编辑：范红梅　　责任校对：高　涵　责任印制：王艳丽

中国纺织出版社有限公司出版发行
地址：北京市朝阳区百子湾东里 A407 号楼　邮政编码：100124
销售电话：010—67004422　传真：010—87155801
http://www.c-textilep.com
中国纺织出版社天猫旗舰店
官方微博 http://weibo.com/2119887771
天津千鹤文化传播有限公司印刷　各地新华书店经销
2025 年 7 月第 1 版第 1 次印刷
开本：710×1000　1/16　印张：8.5
字数：148 千字　定价：49.80 元

编委会

前言 —— PREFACE

在物质丰富的当下，反季节食物随处可见，人们也逐渐淡忘了"不时不食"的节气传统。《论语》中说："齐必变食，居必迁坐；食不厌精，脍不厌细；鱼馁而肉败不食，色恶不食，臭恶不食，失饪不食，不时不食，割不正不食，不得其酱不食。"其中重点要求我们吃东西要应时令、按季节，以食材感知季节的变化。《黄帝内经》中说："阴阳四时者，万物之始终也，死生之本也，逆之则灾害生，从之则苛疾不起，是谓得道。"可见，古人早已总结出养生的根本：顺应大自然的节气变化规律安排饮食，才不会让疾病有可乘之机。

二十四节气源自中国古人对太阳周年运动的观察。首先观察到象征着寒来暑往变化的立春、立夏、立秋、立冬与春分、夏至、秋分、冬至八个节气；之后又观察到象征气温变化的小暑、大暑、处暑、小寒、大寒的节气，又观察到象征降水量的雨水、谷雨、白露、寒露、霜降、小雪、大雪的节气，又观察物候现象或反映农事活动的惊蛰、清明、小满、芒种节气。

中国古老智慧倡导节气养生，多吃素，少吃肉。二十四节气的食材，大多是当季本土的蔬果鱼鲜。以四时为指引，追寻美味的根源。这美味的秘密，藏于无雪之冬精彩轮播的冬季农作中，藏于惊蛰雷、芒种雨带来好预兆的丰年里，藏于炽阳逼出的汗滴禾下土里，藏于秋风送爽、农人收获的笑脸里。

在探寻美味与健康的道路上，黔菜可谓独树一帜，它不仅有独特的风味，其烹饪方法和食材搭配中还藏着不少养生智慧。"藏在深闺人未识"的黔菜，与身居大山深处的淳朴贵州人相互交融，经过千百来年的交流碰撞，形成以酸、辣、香为特色的饮食风格。贵州南早北晚、四季分明的绿色食材，为黔菜提供了丰富的原料。菜点火锅和辣椒蘸水品种丰富、味道多变、包容性强、民风浓郁，享有"千滋百味，野趣天然"之美誉。

编者
2024年6月

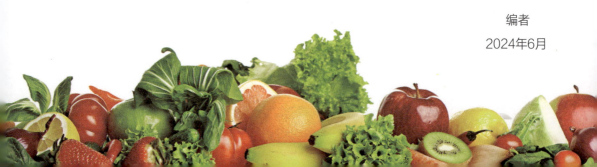

目录 ——————— CONTENTS

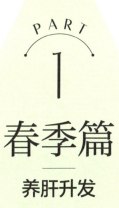

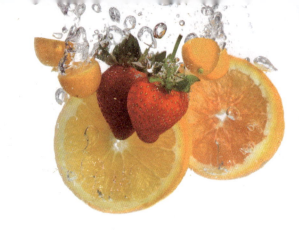

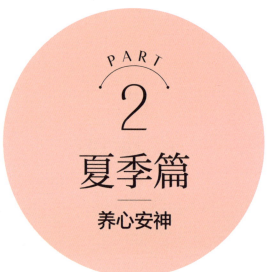

PART 2
夏季篇
养心安神

PART

3

秋季篇

养肺收敛

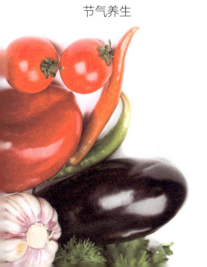

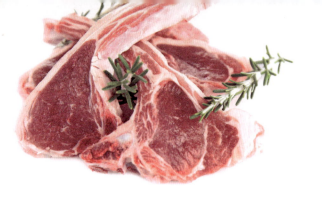

PART

4

冬季篇

养肾藏精

春季篇

养肝升发

春三月，此为发陈。天地俱生，万物以荣，夜卧早起，广步于庭，被发缓形，以使志生，生而勿杀，予而勿夺，赏而勿罚，此春气之应，养生之道也；逆之则伤肝，夏为寒变，奉长者少。

——《素问·四气调神大论》

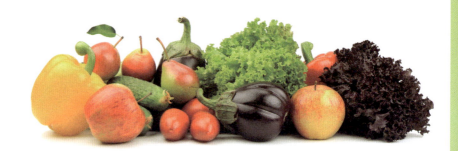

春季·养生锦囊

调养心目，保护肝脏

中医认为，春天是肝气升发的季节，因此要注意养肝。情志要畅快，才有利于肝气的舒展。肝气的特性就像春天一样，要求调达、顺畅，如果肝的气机不顺畅，人就容易生病，所以春天最怕肝气不舒。这就要求我们要注意调节情志，养护肝脏，强健体魄。

扶正气护阳气

春天人体的代谢渐渐旺盛，各组织器官功能活跃，需要大量的营养物质供给。除此之外，随着春天的来临，细菌和病毒等一些微生物也日渐活跃，很容易发生流行性疾病，所以，这个时候人们要保护正气，以抵御外来邪气的侵袭。适当吃一些补益的食物、药物来扶助正气是非常有必要的，尤其是老年人、体弱多病者和大病初愈者。

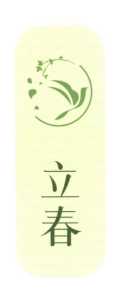

立春

▶ 节气特点

　　立春时节，万物复苏，冰雪融化，自然界阳气开始升发。《群芳谱》中说："立，始建也。春气始而建立也。"立春是一年中的第一个节气。春天的特性是舒发的、伸展的，立春时节养生要顺应春天阳气升发、万物始生的特性。虽然天气渐渐变暖，但在一段时间内，冷空气依然会占据主导地位。借春季阳气升发、万物萌生、人体新陈代谢旺盛之时，通过适当的调养，人体阳气得以宣发，代谢功能得以正常运行。

▶ 节气养生

　　立春象征着春天的开始，阳气渐生，而阴寒未尽，正处于阴退阳长、寒去热来的转折期。此时，人们应根据立春的主要特点进行饮食调理，也可以根据自身体质选用中药材进行调理。

运动调养

立春时节，气温回升，人们可以逐渐增加户外活动的时间，以达到促进血液循环，调整气血运行的目的。这一时期选择运动项目应以"平缓"为主，比如散步、慢跑、放风筝、太极拳等运动。不应选择剧烈的运动项目，否则会损耗阳气，不利于养生。此外，在运动时应注意补充水分。

饮食调养

春季，人易上火，会出现舌苔发黄、口苦、咽干等症状，因此饮食宜清淡。有明显上火症状的人可以吃一些清火的食物，如金银花茶、菊花茶、莲心茶等。宜选择清淡可口、味甘的食物。

立春时节
菜肴推荐

凉拌黑木耳
辣鸡面
酥香土豆饼

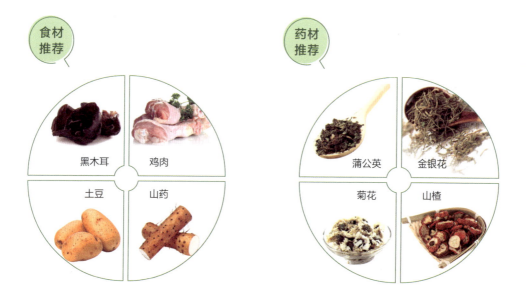

食材推荐

黑木耳　鸡肉

土豆　山药

药材推荐

蒲公英　金银花

菊花　山楂

凉拌黑木耳

黑木耳是人们较为喜爱食用的健康食材，有增强免疫力、缓解便秘、延缓衰老、塑身减肥的食疗功效。春季养肝血适合吃黑木耳。黑木耳含铁量高，且富含有助于促进血液循环的活性物质，经常食用适量的黑木耳可帮助预防缺铁性贫血，还可令肌肤红润、容光焕发。黑木耳入菜的方法多种多样，凉拌是常见的食用方法之一，简单快捷，且口感鲜美脆爽。

用料

黑木耳50克，

红绿小尖椒30克，

香菜10克，

大蒜5克，

酱油8克，

醋5克，

味精1克，

花椒油3克。

做法

1 黑木耳用清水泡2小时，下入沸水，焯水捞出，撕成小片装盘；红绿小尖椒洗净后切成短节，香菜叶撕开，大蒜剁成蒜末。

2 将红绿小尖椒节、香菜叶、大蒜末放在黑木耳上，加上酱油、醋、味精、花椒油拌匀即成。

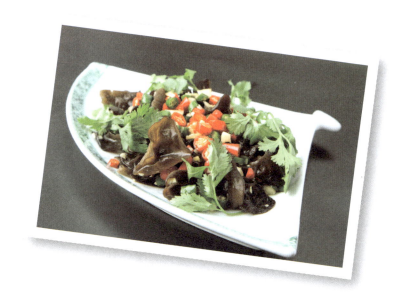

辣鸡面

立春时节，饮食宜"多主少副"，即多吃主食，少吃副食。面条含碳水化合物量高，营养较丰富，又容易消化吸收。辣鸡面是最具贵州特色的美味小吃，一碗辣鸡面加个荷包蛋，加点新鲜蔬菜，肉、菜、面合一，营养搭配合理，是市民特别喜爱食用的食物，早餐、午餐、夜宵都可以是它。辣鸡面汤汁清爽，色泽鲜艳，鸡肉鲜嫩，味美爽口。

用料

整只公鸡1只（2000克左右），
鸡蛋面条500克，
青笋尖100克，
花生100克，
黄豆100克，
鸡蛋1个，
糍粑辣椒150克，
花椒3克，
姜15克，
大葱15克，
香葱10克，
大蒜20克，
盐6克，
酱油10克，
味精2克，
红油5克，
料酒15克。

做法

1. 将公鸡宰杀，治净，切成1厘米见方小块；姜切成1毫米厚片；大蒜瓣用刀破2～3片；大葱切成5厘米长的段；香葱切成葱花。

2. 炒锅加油烧至八成热，加入鸡块翻炒至断生后用容器盛出，锅留底油烧至六成热，下姜蒜炒出香味后倒入糍粑辣椒、花椒、大蒜，翻炒至糍粑辣椒没有水分，倒入鸡块翻炒均匀，加入料酒、盐、酱油，翻炒至鸡块入味，加入葱段和味精炒匀，加入高汤或开水至淹没鸡块，锅加盖，用小火焖收汁即成辣子鸡。

3. 鸡蛋下油锅煎成荷包蛋，花生用油炸脆，黄豆水泡5小时后用油炸酥，青笋尖洗净，待用。

4. 锅中加入清水，烧沸后下面条煮熟，出锅前下青笋尖烫熟，捞出装碗，加荷包蛋、辣子鸡丁、炸花生、酥黄豆、酱油、味精，撒葱花、淋红油即成。

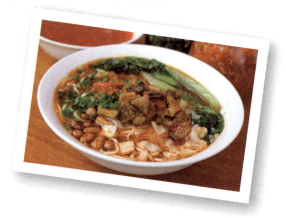

酥香土豆饼

土豆又称为洋芋，是民间普通食材，四季皆宜食用，立春吃土豆有助于预防心脑血管疾病，这是因为土豆富含膳食纤维和钾，心脑血管病患者常吃，可以补钾利尿，促进胆固醇的代谢，从而有利于改善心肌功能、防止动脉粥样硬化。春季吃土豆，还有助于缓解春困。中医认为土豆性平，有和胃、调中、健脾、益气的功效，有助于改善胃及十二指肠溃疡、慢性胃疼、习惯性便秘、皮肤湿疹等。用土豆制作的食品多种多样，数不胜数，酥香土豆饼就是一款小吃、菜肴两吃的特色美食。色泽金黄，外酥内软，香鲜味美，蘸食香辣。

用料

土豆500克，
白馒头100克，
五香辣椒面30克，
盐3克。

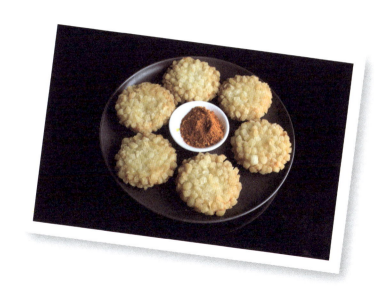

做法

1. 土豆刮去表皮，切成小块，用清水淘洗一下，沥干水分，放入蒸锅内蒸至熟透，取出捣成蓉，加盐搅拌均匀，制成土豆泥；白馒头切成颗粒状。

2. 将土豆泥用手制成大小一致的圆饼，两面沾满馒头粒。

3. 炒锅置旺火上，放入适量的食用油烧至六成热，下入粘满馒头的土豆饼，炸至金黄色，捞出滤油，装入盘内，同时配上五香辣椒面蘸食即成。

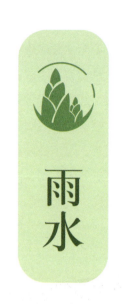

雨水

▶ 节气特点

　　雨水时节，空气湿润，正是调养的好时机。明代医学家张景岳提出："上气为万物之源，胃气为养生之主，胃强则强、胃弱则弱，有胃则生、无胃则死，是以养生家必当以脾胃为先。"脾胃虚弱容易滋生疾病，脾胃的强弱影响人的寿命，雨水养生的重点在养脾胃调肝气。中医认为，脾胃为"后天之本""气血生化之源"，脾胃的强弱是影响人之寿天的重要因素，是人们健康长寿的基础。现代医学证明，调理脾胃能有效地提高身体的免疫功能，延缓衰老。雨水节气时应根据自身体质来调养脾胃，以固养元气。

▶ 节气养生

运动调养

　　雨水节气属于早春季节，此时天气仍较寒冷，应选择较轻松的运动，以便让肝气和缓地上升，避免因为体内阳气消耗太过而失去对肝气的控制，可做些太极拳、散步等较轻松的运动。

饮食调养

　　雨水时节的饮食应以清淡、有利肝气疏散的食物为宜，厚味、滋腻的食物应该少吃。此时选择营养丰富又有辛散作用的食物，可起到养生、预防疾病的作用。身体虚弱的人此时最好选择平补、清补的饮食。春季不宜吃刺激性及不易消化的食物，否则会加重胃肠积滞，酿生痰湿，出现胸闷、口吐痰涎的症状。

雨水时节
菜肴推荐

韭菜花炒小河虾
土豆腊猪脚火锅
山药红烧肉

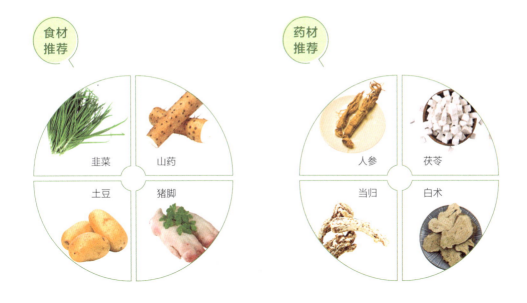

食材推荐

韭菜　　　　山药

土豆　　　　猪脚

药材推荐

人参　　　　茯苓

当归　　　　白术

韭菜花炒小河虾

雨水时节，应疏肝理气，食物方面首推韭菜。韭菜是温补肝肾、辛温补阳之物，含有较多的膳食纤维，可促进胃肠蠕动，因此有"洗肠草"之称。韭菜花和小河虾一同入菜是广为流行的搭配组合，是人们特别喜爱的营养菜肴。菜品色泽鲜艳，韭菜香浓，虾肉细嫩，味道鲜美，是下酒佳肴之一。

用料

新鲜小河虾300克，

韭菜花100克，

小米椒50克，

蒜瓣30克，

姜片5克，

盐2克，

胡椒粉1克，

白糖2克，

酱油5克，

香油2克。

做法

1. 选用鲜活的小河虾用清水淘洗干净，控水；韭菜花洗净，切成1厘米小段；小米椒洗净，切成颗粒状；蒜瓣去外衣，洗净后切成小丁。

2. 炒锅置旺火上，放入油烧至六成热，下入洗净的小河虾爆炒至翻红断生，捞出控油。

3. 锅内留底油烧热，爆香姜片、蒜丁，下入小米辣炒香，投入韭菜花段、爆好的小河虾，加盐、胡椒粉、白糖、酱油翻炒均匀，淋入香油，起锅装入盘内即成。

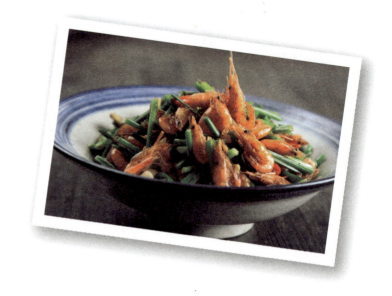

火锅 土豆腊猪脚

猪脚性平,味甘、咸,具有补血益气、通乳的功效,适合气虚体弱者食用。猪脚骨中的胶质含有钙、磷等矿物质,能强化人的牙齿和骨骼,也能起到补充体力的作用。腊猪脚和土豆搭配入菜是贵州的传统饮食习惯,荤素合理搭配,将腊猪脚的油脂融入土豆中,既消融了腊猪脚的油腻,又提升了土豆的鲜香,既营养又美味。菜品汤色淡黄,猪脚软糯,土豆面软,汤鲜味美,腊味香浓。

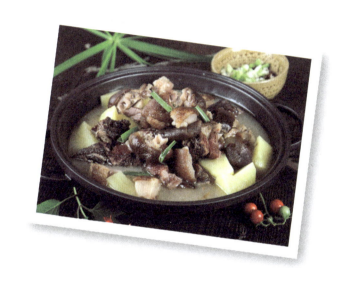

用料

农家腊猪脚1500克,

土豆1000克,

姜块10克,

香葱段10克,

蒜苗段3克,

葱花15克,

姜末15克,

蒜蓉15克,

料酒15克,

盐3克,

味精2克,

鸡精5克,

白糖5克,

胡椒粉6克,

腐乳5克,

糊辣椒粉50克。

做法

1 用明火将农家腊猪脚的外皮烧至焦煳,用温水泡软后刮洗治净,用砍刀砍成4~5厘米见方的块;土豆削皮洗净,切成3厘米见方的块。

2 汤锅上火加入清水,腊猪脚块大火烧沸,放入料酒、姜块、香葱段,用小火慢炖至八成熟,下入土豆块,调入盐、鸡精、白糖、胡椒粉调味,继续炖至腊猪脚耙软,土豆熟透,加入蒜苗段,起锅装入火锅盆;另取小碗调入糊辣椒粉、盐、味精、鸡精、蒜蓉、姜末、腐乳、葱花,制成糊辣椒蘸水,随同猪脚火锅盆一起上桌,在糊辣椒蘸水碟中加适量原汤调匀,即可食用。

山药红烧肉

山药和猪肉搭配入菜，是较好的食补菜肴，可补充体能，增强体质。成菜汤色黄亮，质地软糯，咸鲜略甜，油而不腻，营养丰富。

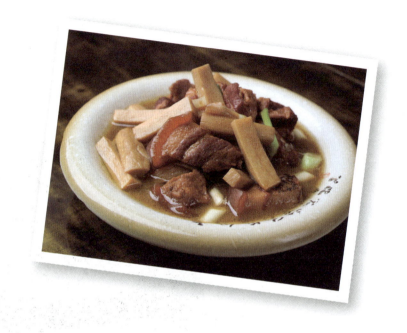

用料

猪五花肉500克，

山药500克，

姜片30克，

蒜苗20克，

桂皮3克，

八角5克，

香叶5克，

干辣椒10克，

糖色100克，

干淀粉20克，

盐6克，

料酒30克，

香油3克，

鲜汤1500克。

做法

1 用火将猪五花肉的皮烧至焦黑，刮洗干净，切成4厘米见方的块，入沸水锅中，加料酒焯2分钟，捞出控水；山药洗净表面泥沙，刮去外皮再洗净，切成一字条，拍上干淀粉，入油锅中炸至金黄色，捞出控油；蒜苗洗净，留蒜苗白切成小段。

2 炒锅置中火上，放入油烧热，投入猪五花肉块，加姜片、桂皮、八角、香叶、干辣椒煸炒至金黄色，再放入糖色炒匀，掺入鲜汤，调入盐，用小火慢煨至40分钟制成红烧肉。

3 另起一锅，放入红烧肉汤汁及肉块，投入炸好的山药条，略烧3分钟，撒入蒜苗白段，淋入香油，起锅装入盘内即成。

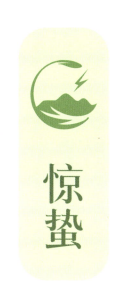

▶ 节气特点

《月令七十二候集解》记载："二月节，万物出乎震，震为雷，故曰惊蛰。"惊蛰时气候转暖，蛰伏在土里冬眠的昆虫纷纷苏醒，四处觅食。古人在惊蛰这天会用艾草驱赶虫害。随着惊蛰的来临，天气逐渐变暖，人体新陈代谢越来越旺盛，血液循环加快，需要的营养物质也在增加，为满足人体的正常生理活动需要，必须增加营养素的供给。在中医理论中，肝可贮藏血液、调节血量，协助脾胃转输精微物质以滋养人体。为适应自然界的变化，须保证肝的正常运作，这就是惊蛰时节"养肝、养阳、养脾气"的道理。

▶ 节气养生

运动调养

惊蛰节气，阳气上升，此时应进行适当的运动，以激发体内的阳气。在运动之前，应该适当做些准备活动，以达到微出汗的效果为宜。应循序渐进，不宜做太剧烈的活动。如多伸懒腰：惊蛰时节多伸懒腰可以提神、解乏，活动身体，增加气力。散步：在散步的过程中，可以做搓搓手掌、揉搓胸腹部、捶打腰部等动作，以疏通气血，激发阳气。

饮食调养

惊蛰时节，应当增加甘味食物的摄入。《摄生消息论》说："当春之时，食味宜减酸增甘，以养脾气。"意思就是说，春天的时候肝旺，会影响到脾，多食甘味可以加强脾的功能，以助抵御肝气犯脾。

> **惊蛰时节
> 菜肴推荐**
>
> 山药炒香肠
> 蘸水香椿
> 菌香青椒鸡火锅

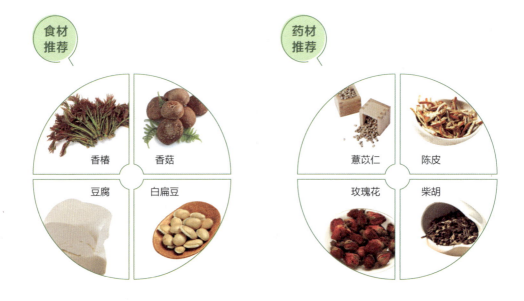

食材推荐

香椿　香菇

豆腐　白扁豆

药材推荐

薏苡仁　陈皮

玫瑰花　柴胡

山药炒香肠

山药含有丰富的膳食纤维和多种维生素，包括维生素B_1、维生素B_2，以及钙、磷、钾、钠、镁、铁、锌、铜等多种矿物质。惊蛰顺时养阳，俗话说，冬春季多吃山药胜过吃补药，冬春之交要考虑给家人进补调养。山药和香肠搭配入菜即为一款较好的食补菜肴，可补充体能，增强体质。成菜色泽鲜艳，质地脆嫩，咸鲜回甜。

用料

山药200克，

广式香肠100克，

大红椒30克，

姜片3克，

蒜片5克，

盐2克，

味精1克，

香油2克。

做法

1. 山药刮去表皮，洗净切成薄片，放入容器加清水，浸泡20分钟捞出；香肠洗净，切成斜刀片；大红椒去蒂洗净，切成菱形片。

2. 炒锅置旺火上，放入食用油烧至五成热，下入滤干水分的山药及香肠，爆炒至断生，捞出滤油，炒锅留底油烧热，下入姜片、蒜片炒香，放入大红椒片略炒，加入爆好的山药及香肠，加盐、味精翻炒均匀，淋香油，起锅装盘即成。

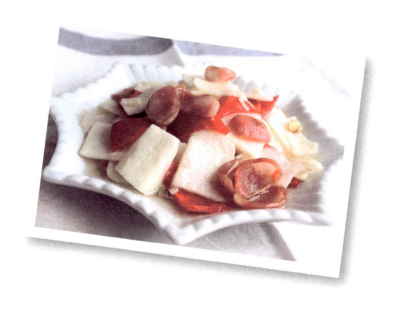

蘸水香椿

香椿是一种多年生木本植物，营养丰富，可药食两用。中医主要用其治疗风湿痹痛、胃痛、痢疾等病症。香椿含有丰富的营养物质，其蛋白质、钙、多种维生素含量在蔬菜中都位列前茅。同时富含磷、胡萝卜素、铁等人体所需的营养物质。将香椿放入沸水焯至成熟，配以特色蘸水食用，菜品色泽暗绿，质地脆嫩，椿香浓郁，蘸水香辣，开胃下饭。

用料

新鲜香椿500克，
蒜10克，
葱花5克，
豆腐乳30克，
煳辣椒面50克，
盐2克，
花椒粉2克，
酱油5克，
矿泉水50克。

做法

1. 香椿摘去头部，用淘米水洗净，控水；将豆腐乳带汁搅稀。

2. 取一个小碗，放入煳辣椒面、豆腐乳汁、蒜、盐、花椒粉、酱油、矿泉水、葱花，制成腐乳辣椒蘸水。

3. 炒锅置旺火，注入清水烧沸，投入洗净好的香椿，焯至断生，捞出放入凉开水中浸泡片刻，控水，装入盘内，配上兑好的腐乳辣椒蘸水即成。

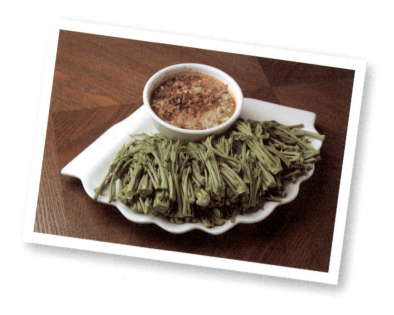

火锅 菌香青椒鸡

青椒鸡是贵州当地口碑很好的一道家常菜，选用当地农村放养土公鸡，采用特殊烹饪方法制作，美味可口，营养丰富。惊蛰时节，春暖大地，各种菌菇旺势生长，菌香青椒鸡则是在制作青椒鸡的基础上，加入了多种新鲜菌菇一同入菜烹饪，菜品色泽黄亮，鸡肉熟软，菌香味美，越煮越鲜。

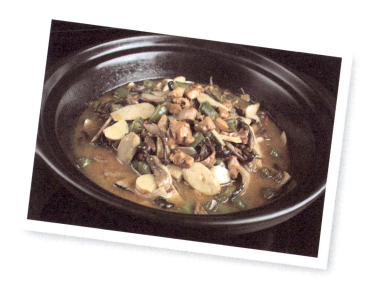

用料

土公鸡600克，
鲜松茸菌100克，
鲜马蹄菌100克，
青椒300克，
西红柿150克，
蒜瓣30克，
姜片20克，
盐5克，
胡椒粉2克，
白糖3克，
料酒15克，
鸡汁8克，
鸡油25克，
高汤1000克。

做法

1. 土公鸡洗净，去骨斩成小块，放入盛器内，加盐、料酒码味片刻；鲜马蹄菌洗净，鲜松茸菌洗净，切成斜刀片；青椒、西红柿分别洗净，切成小丁。

2. 炒锅置旺火上，放入少量食用油烧热，下入姜片爆香，放入码好味的鸡块，煸炒至表面紧缩水分略干，掺入高汤烧沸后，下入洗净的马蹄菌、松茸菌片，用小火慢煮至熟透，加入蒜瓣、青椒丁、西红柿丁，调入盐、胡椒粉、白糖、鸡汁，煮至入味，起锅装入砂锅内，淋入鸡油，上桌开火食用即成。

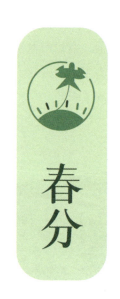

春分

▶ 节气特点

　　《春秋繁露》说："春分者，阴阳相半也，故昼夜均而寒暑平。"春分一到，雨水充沛，越来越多的冬作物都进入生长阶段。《素问·骨空论》中写道："调其阴阳，不足则补，有余则泻。"中医理论认为人体的阴阳是相对平衡的，如阴气太盛则阳气受损就会生病，出现寒性病症（面色苍白、手脚冰凉等）；如阳气太盛则阴气损耗而为病，出现热性病症（烦躁易怒、口干口苦等）。春分节气养生重在平衡，注意阴阳气血的平衡，无论补或泻，都要坚持调整阴阳，以平衡为主，科学健康的饮食调整，才能有效地防治多种非感染性疾病。

▶ 节气养生

运动调养

　　春分时节的运动应根据个人的身体情况进行。如老人和小孩不宜去人多的地方，身体虚弱或患有慢性疾病的人不应进行剧烈活动。在运动时，应在环境好的地方多进行深呼吸，给身体提供清新的空气，让人心情舒畅、精神饱满。在办公室工作的人，一般很容易犯困，这是因为办公室的空气不流通，因此，可以选择一些简单、轻松的运动，以伸展身体，活动脑部。

饮食调养

春分时节，应当根据自己的实际情况，选择能够保持身体阴阳平衡的膳食，如在烹调寒性食物时，佐以葱、姜、酒等温性调料，以防止菜肴性寒偏凉；在食用助阳类菜肴时，常配以蛋类等滋阴之品，以达到阴阳互补之目的。

春分时节
菜肴推荐

莴笋卷白肉
酸汤鱼火锅
韭菜盒子

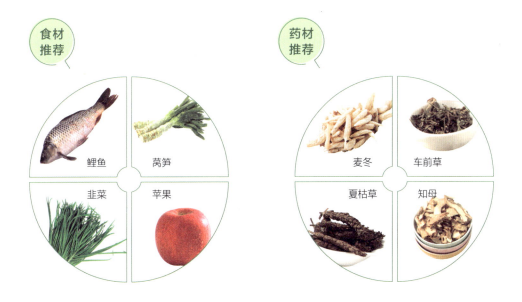

食材推荐

鲤鱼　莴笋
韭菜　苹果

药材推荐

麦冬　车前草
夏枯草　知母

莴笋卷白肉

进入春分时节，莴笋是当季必食蔬菜之一，莴笋和五花肉是绝佳搭配。去皮后的五花肉经过浸水蒸制后入菜，既除去了绝大部分脂肪，又保留了人体所需的蛋白质，再配以富含维生素、钾、氟等营养元素的莴笋，既有清淡爽脆的口感，又兼有五花肉的油脂鲜香。

用料

莴笋400克，

去皮五花肉100克，

盐3克，

味精3克，

白糖3克，

陈醋10克，

酱油5克，

香油3克，

花椒油2克，

红油50克，

葱花3克，

蒜粒20克。

做法

1. 莴笋去皮，切片，用纯净水浸泡，备用。
2. 去皮五花肉装入碗中，注入水淹没，上笼蒸熟，片成小片备用。
3. 将切好的五花肉，分别卷在切好的莴笋片内，摆在盘中。
4. 将盐、味精、白糖、陈醋、酱油、香油、花椒油调成味汁，浇在摆好的莴笋肉片卷上，再淋红油，撒上蒜粒、葱花即成。

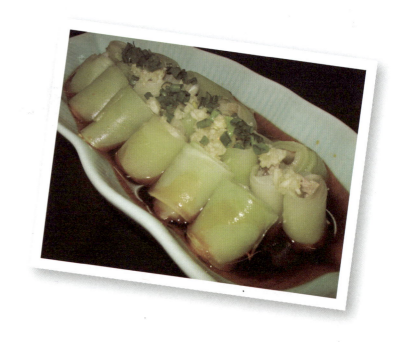

酸汤鱼火锅

鲤鱼肉嫩味美，经常用来烧菜、煮汤，其入脾、胃经，具有开胃健脾的作用，对改善食欲不振有帮助。鲤鱼中脂肪含量低，不饱和脂肪酸含量较高，有助于降低胆固醇，对预防动脉粥样硬化有很好的作用。鲤鱼肉蛋白质组织结构松软，易被人体吸收。这种高蛋白、低脂肪的特点使鲤鱼尤宜形体虚胖者食用。

早年间，贵州由于气候潮湿，食物不易储存，加上缺盐少油，就有了吃酸开胃健脾的饮食习惯。贵州流行一句口头禅："三天不吃酸，走路打蹿蹿！"酸汤鱼是贵州特有的传统美食，既是菜肴也是火锅，流传广泛，有"来到贵州不吃酸汤鱼不算来过贵州"的说法。在贵州，酸汤鱼火锅的做法有数十种，最基本的做法即酸汤煮鱼。此菜汤汁红亮，酸鲜微辣，鱼肉细嫩，很具民族风味。

用料

活鲤鱼1条（约1000克），

清米酸汤2500克，

糟辣西红柿酱50克，

小青椒30克，

西红柿30克，

桄菜150克，

猪油30克，

黄豆芽100克，

鱼香菜50克，

葱段5克，

时令鲜蔬4盘，

煳辣椒面5克，

花椒面2克，

姜米2克，

葱米3克，

蒜米3克，

木姜子2克，

盐6克，

味精1克，

木姜子油2克，

鸡精3克。

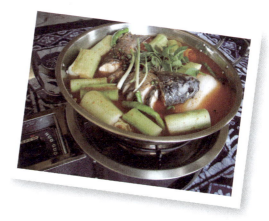

做法

①　活鲤鱼宰杀治净，在其背上斩数刀；青椒、西红柿、桄菜用手撕段和块。

②　用煳辣椒面、花椒面、姜米、葱米、蒜米、盐、味精、木姜子油做成蘸水。

③　净锅上火，放猪油烧热，下糟辣西红柿酱炒香出色，注入清米酸汤煮开，下姜、蒜、青椒、黄豆芽、西红柿煮熟，加鸡精调好滋味，放鱼、桄菜煮熟，撒鱼香菜、葱段、木姜子带火上桌，配上蘸水和时令鲜蔬即成。

韭菜盒子

在我国，韭菜盒子是一种广为流传的传统面食，为什么称为"盒子"，并没有一种让人信服的解释，但有一种说法倒是很意思：盒子为半圆，合在一起即为圆。常见的韭菜盒子是韭菜、鸡蛋、粉丝为主的素馅，但在贵州，人们更喜爱荤馅的面食，如馄饨、包子、油炸饼都是以猪肉馅为主，因此贵州的韭菜盒子也用韭菜搭配猪肉末来调制。菜品色泽金黄，外脆里软，馅料味美，鲜香爽口。

用料

猪肉100克，

韭菜50克，

中筋面粉150克，

粉丝20克，

鸡蛋1个，

虾米10克，

姜米8克，

葱花5克，

盐4克，

胡椒粉1克，

酱油8克，

陈醋30克，

辣椒红油5克，

开水50毫升，

冷水50毫升。

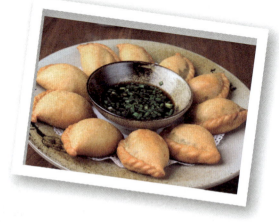

做法

1. 面粉先加开水搅拌，再加入冷水揉成均匀的面团，然后用湿布盖上醒30分钟；猪肉洗净，剁成肉末；韭菜洗净，切成碎末；温水泡软粉丝，切成小段；虾米用热油炝香，滗油。

2. 猪肉末中分别放入韭菜碎末、粉丝段、虾米，搅拌一下，再加盐、胡椒粉、酱油、鸡蛋搅拌均匀，即成猪肉馅料。

3. 面团饧好后，再揉光滑，搓成长条，分为十份，擀成大小一致的圆皮，每个圆皮包入馅料，对折，捏出条纹花边，即眉毛形状的生坯盒子；取一个小碗，放入陈醋、辣椒红油，加葱花、姜末制成蘸汁。

4. 平底锅至中火上，放入油烧热，放入生坯盒子，煎至两面呈金黄色，取出摆盘，中间放入蘸汁碗，上桌后蘸食即成。

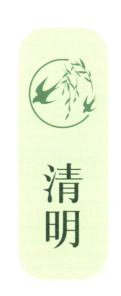

清明

▶ 节气特点

清明是重要的养生节气,应以补肾、调节阴阳为主。这一时节处在春夏交替之时,冷热变化比较大且湿气较重。自古有"清明时节雨纷纷"之说,在细雨纷纷的节气里湿气就比较重,人体容易受湿邪的侵袭,出现关节疼痛等症状,极易引起阴阳失衡,因此,清明节要多吃疏肝养肺、健脾祛湿的食物。注意保暖,继续遵循"春捂"的原则,避免受凉感冒。有心脑血管疾病的人应注意不要太劳累,注意稳定情绪。

▶ 节气养生

运动调养

清明时节前后,应以室内运动为主。此外,清明气温不稳定,运动不宜剧烈,应选择相对平和的运动。老年人运动时,应当穿着宽松,选择空气清新的地方,如公园、广场等场所,进行慢走、打拳、做操等活动。如果是长期坚持锻炼的人群,在做剧烈运动之前，应该做好准备活动，提高中枢神经的兴奋性，增强心肺功能，增加肌肉的弹性。

饮食调养

清明气温还不稳定，人体易受湿邪侵袭，肢体困重，因此饮食调理除了要利水渗湿外，还要适当健脾，养血舒筋尤其重要。此外，清明节气中，不宜食用"发"的食品，可多食用柔肝养肺的食品。饮食方面宜多喝白开水，促进新陈代谢，改善人体的免疫功能。

**清明时节
菜肴推荐**

百合蒸南瓜
地星秀肉饼火锅
清明粑

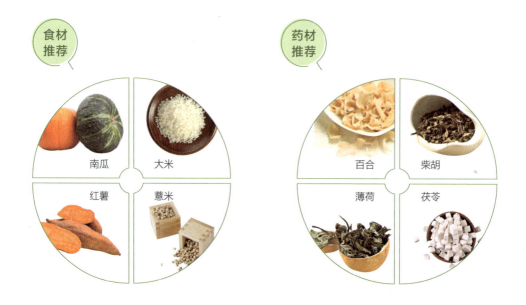

食材推荐

| 南瓜 | 大米 |
| 红薯 | 薏米 |

药材推荐

| 百合 | 柴胡 |
| 薄荷 | 茯苓 |

百合蒸南瓜

清明时节宜多食用南瓜，南瓜中含有多种氨基酸、维生素和矿物质，有防止皮肤粗糙、延缓皮肤衰老、加快皮肤细胞修复、增强皮肤弹性的作用，可作为女性美容养颜常吃食物。南瓜味道甘甜，含糖量为3%～15%，其中南瓜多糖是一种降糖活性成分，有助于降低血糖，因此糖尿病人也可食用。百合是一种药食两用的中药，既可入菜也可入药，有美容养颜、润肺止咳、清心安神的功效。百合和南瓜搭配，用清蒸的方式制作成菜品，即为一款养生保健食品。此菜色泽黄澄，质地软糯，香甜爽口，营养丰富。

用料

牛舌南瓜800克，

百合10克，

冰糖50克，

矿泉水300克。

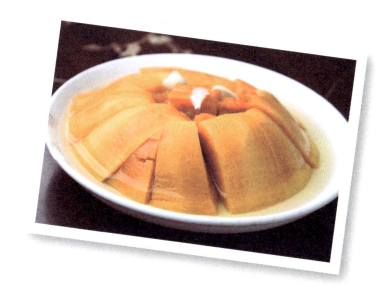

做法

1. 百合清洗干净，用矿泉水浸泡至微软，捞出放在蒸碗底部。在南瓜带把部位5厘米处切开，去皮、去籽，洗净后切成3厘米宽的块状，装入蒸碗内码放好，上笼旺火蒸30分钟至熟软，取出翻扣于盘内。

2. 炒锅置旺火上，掺入矿泉水，下冰糖烧沸至溶化，浇淋在盘内的百合南瓜上即成。

火锅 地星秀肉饼

地星秀学名天胡荽，是一种养生无公害野香菜，可药食两用。地星秀性寒，味甘，能清热解毒，利湿，止血。有研究表明，天胡荽有助于缓解小儿疳积，治红痢、热痢等病症。在贵州有用地星秀入菜的食俗，最为常见的食用方法即用来炖肉、煮肉饼、做肉丸，制作汤菜或火锅。用地星秀制作的菜肴、火锅汤色清爽，味鲜适口，清香四溢，风味独特。地星秀肉饼火锅须选用农家放养土鸡熬制原汤，搭配深山采集的地星秀和特制的肉饼，用新鲜野生菌菇配以入菜最佳。

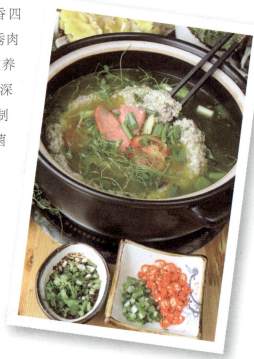

用料

放养土鸡1只（约
1000克），
鲜猪肉末400克，
地星秀250克，
野生菌菇适量，
青红小米椒各10克，
枸杞5克，
党参5克，
葱花10克，
料酒15克，
姜块5克，
盐10克，
酱油10克，
胡椒粉3克，
花椒粉2克，
煳辣椒5克。

做法

1 枸杞剁成蓉，党参剁成碎末，放入容器中；猪肉末加入料酒、盐、胡椒粉，搅打成蓉馅，用手捏成肉饼，放入蒸锅中蒸20分钟；取小碗加盐、酱油、花椒粉、煳辣椒、葱花、青红小米椒制成蘸水。

2 土鸡宰杀治净，下锅焯水，去除血沫，捞出换水，加姜块、胡椒粉大火烧沸，改小火炖至鸡肉软烂，下肉饼、地星秀炖10分钟，加盐调味，离火倒入火锅，带火上桌，配野生菌菇、蘸水，上桌煮熟食用。

清明粑

清明节是我国重要的传统民俗节日之一，民间长期保持着清明扫墓、踏青的习俗。清明时节，春回大地，是采摘清明菜的最佳时节。人们除了祭祖扫墓外，还可进行踏青、春游和采摘清明菜等。我国早有食用清明菜的习俗，清明粑是贵州地方的一种祭食，用清明菜与糯米加工而成。其中清明菜是当地人在仲春至清明前后，到野外采集的一种名为鼠曲草的野菜，其特有的草香是构成清明粑清香的主要成分。清明粑外皮糍糯，馅料甜香，菜香浓郁。

用料

糯米粉250克，
黏米粉60克，
清明菜100克，
苏麻（引子）100克，
白糖30克。

做法

① 苏麻炒香擀成蓉，加白糖拌匀，制作馅料。

② 清明菜用开水煮一下，捞出滤干水分，切细备用。

③ 取煮清明菜的水100克和糯米粉、黏米粉拌好和匀，再加适量的冷水，揉成"三生面"米粉面团，制成30克一个的剂子，逐个压扁，包入引子馅心，封口向下，压成直径7厘米、厚度1厘米的圆饼生坯。

④ 将平锅烧热刷油，放入饼坯，用中火慢慢烙至两面微黄，熟后铲出装盘即成。

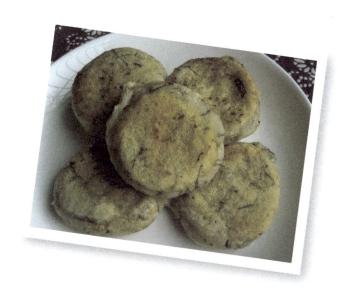

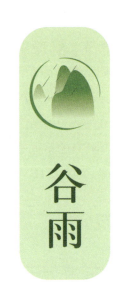

谷雨

▶ 节气特点

谷雨时节降雨较多，空气中的湿度增加。随着温度逐步升高，如果体内的湿气排不出去，人就会感到不适。中医认为环境湿热，湿邪也就容易侵入人体，造成身体乏力、关节肌肉酸疼等症状。有关节疾病的人，这一节气会明显感到不适。谷雨养生，祛湿保健非常重要。消化功能旺盛的人，胃酸分泌增加，这使得胃病发生风险随之增加。对于有胃病的人而言，预防重于治疗，应多食用一些宜脾健胃的食物。

▶ 节气养生

运动调养

谷雨时节，应该选择动作柔和的锻炼方式，如瑜伽、太极拳等。应坚持运动锻炼，提高新陈代谢，增加出汗量。

饮食调养

谷雨时节，过于潮湿的空气会让人体有不适反应。湿邪侵入人体，引发胃口不佳、关节肌肉酸痛等症状。因此，谷雨饮食养生除健脾之外，祛湿也很重要。饮食上宜选择祛湿、健脾养胃的食物。

谷雨时节
菜肴推荐

桂花山药

炒胡萝卜丝

芸豆蹄花火锅

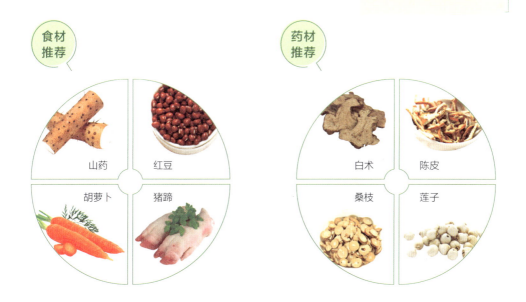

食材推荐

| 山药 | 红豆 |
| 胡萝卜 | 猪蹄 |

药材推荐

| 白术 | 陈皮 |
| 桑枝 | 莲子 |

桂花山药

山药营养成分丰富，含有蛋白质、氨基酸、多酚氧化酶等营养成分，具有诱导产生干扰素、增强人体免疫功能的作用。在山药中还有一种叫作"薯蓣皂苷"的成分，能促进皮肤表皮细胞的新陈代谢，提升肌肤的保湿功能。桂花酱配山药制作成凉菜，是适合这个季节食用的菜肴之一。此菜洁白嫩脆，香甜爽口，桂香浓郁。

用料

山药300克，

桂花酱30克，

香油5克。

做法

1 山药去皮洗净，切成6厘米长、2.5厘米宽的薄片，入沸水锅烫一下，捞出滤干后装盘。

2 桂花酱加香油拌匀，浇在山药片上即成。

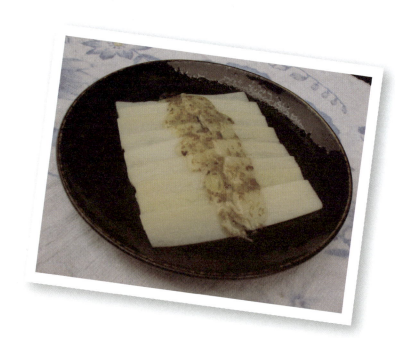

炒胡萝卜丝

胡萝卜是一种公认的健康保健食材，有健脾消食、补肝明目、润肠通便的功效。胡萝卜含有丰富的膳食纤维，吸水性强，在肠道中体积容易膨胀，是肠道中的"充盈物质"，可加强肠道的蠕动，从而利膈、宽肠、通便。胡萝卜素进入体内可转变成维生素A，有助于增强机体的免疫力。胡萝卜有助于缓解贫血、感冒、便秘，有健胃美容等作用。炒胡萝卜丝菜品色泽清爽，质地脆嫩，咸鲜略辣，下饭佳肴。

用料

胡萝卜300克，

姜片3克，

蒜片5克，

香葱10克，

干辣椒10克，

盐2克，

胡椒粉1克，

白糖1克，

酱油3克。

做法

1. 胡萝卜洗净，切成细丝；香葱洗净，切成1厘米段；干辣椒切成段。

2. 炒锅置旺火上，放入油烧热，下入辣椒段炒至棕黑色，加姜片、蒜片炒香，投入胡萝卜丝，掺入少许清水，爆炒至断生，加盐、胡椒粉、白糖、酱油翻炒均匀，撒入香葱段炒匀，起锅装入盘内即成。

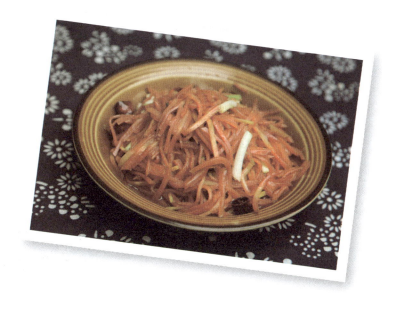

芸豆蹄花火锅

芸豆的药用价值较高，中医认为芸豆性平味甘，有温中下气、利肠胃、止呃逆、补肾的功效。蹄花即猪脚，含有丰富的胶原蛋白，是构成肌腱、韧带及结缔组织主要的蛋白质成分，经常食用可很好地补充人体需要的蛋白质，并具有较好的美容养颜功效。

用料

猪脚1200克，

白芸豆300克，

盐10克，

酱油10克，

醋12克，

糊辣椒面15克，

葱段15克，

葱花10克，

胡椒粉2克，

干辣椒3克。

做法

1️⃣ 猪脚烧皮，刮洗干净，砍成蹄花，在清水中泡2小时。

2️⃣ 白芸豆用清水反复淘洗干净，蹄花、白芸豆捞出一同入锅，加入葱段、清水，大火烧沸，小火炖至软烂，放盐入味，带火上桌。

3️⃣ 盐、酱油、醋、胡椒粉、糊辣椒面、葱花配成蘸碟，上桌食用即成。

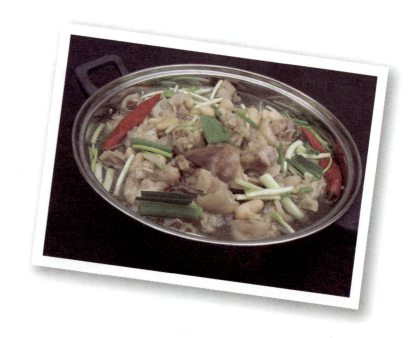

2

夏季篇

养心安神

夏三月，此为蕃秀。天地气交，万物华实，夜卧早起，无厌于日，使志无怒，使华英成秀，使气得泄，若所爱在外，此夏气之应，养长之道也；逆之则伤心，秋为痎疟，奉收者少，冬至重病。

——《素问·四气调神大论》

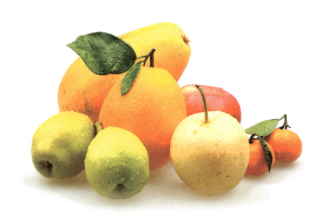

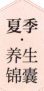

夏季·养生锦囊

夏季重养阳

夏季气候炎热，人体阳气外发，皮肤腠理开泄，若乘凉饮冷过度，会损伤人体的阳气，所以夏季宜养阳。

夏季宜养心脾

夏季人体消耗较大，需要加强脾的运化功能，从食物中吸收营养。湿邪容易伤脾，所以夏季要养脾，有助于健脾益气，开胃增食。同时，夏季心阳旺盛，人们极易烦躁不安，心烦意乱，故应静养心神。

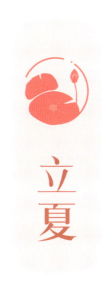

立夏

● 节气特点

　　我国自古以来以立夏作为夏季的开始。立夏时节，万物繁茂，自然界的阳气已十分强盛，各地气温回升快，降雨量和降雨天数都会明显增多。此时，人体的新陈代谢加快，人体阳气虽足，却容易外泄，也常因贪凉而生病。立夏时节，天气逐渐转热，植物生长旺盛，立夏养生重点关注心脏的养护。心属夏气，夏季心阳最为旺盛，平时应当保持心情舒畅，维持安静休闲的心态，避免暴喜暴怒而损伤心脏。

● 节气养生

运动调养

　　立夏时节，气温逐渐上升，此时人体较易出汗，因此，在运动时应选择一些慢节奏的有氧运动，而且在运动前和运动后应注意补充水分。活动强度以自身不感到疲惫为宜，时间也不宜超过1小时。此时锻炼以室外锻炼为主，早上七八点锻炼效果较好。

饮食调养

立夏时节，饮食尤其要注意对心的养护。同时，由于人体新陈代谢加快，能量消耗大，蛋白质的供应应酌量增加。另外还需辅以清暑解热、护胃养脾的食物。饮食方面宜清淡，选择易消化、富含维生素的食物。

立夏时节
菜肴推荐

凉拌米皮
火腿炖冬瓜
酸菜豆米火锅

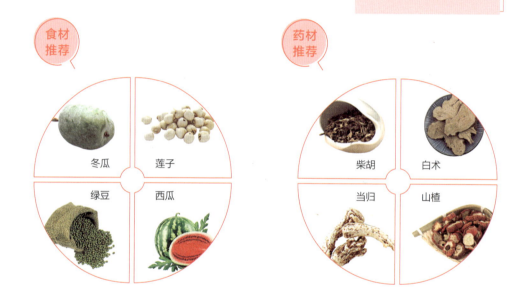

食材推荐

冬瓜　　莲子
绿豆　　西瓜

药材推荐

柴胡　　白术
当归　　山楂

凉拌米皮

大米中含有丰富的B族维生素，是预防脚气病、缓解口腔炎症的重要食疗资源。米皮也被称为卷粉，是常见食材，贵州省内以都匀、遵义等地的米皮为质优。米皮既可以当作小吃，也可当作下酒菜肴，是进入夏季最为旺销的食品，街头巷尾到处都有经营米皮的小吃店，也是各类酒店宴席上的特色凉菜之一。凉拌米皮粉白汤红，米皮绵韧，米香浓郁，酸鲜微辣，爽口开胃。

用料

粳米1500克，

西红柿500克，

油炸花生米100克，

折耳根颗粒80克，

葱花30克，

盐3克，

味精2克，

白糖2克，

酱油5克，

红油10克，

香油3克，

姜蒜水30克。

做法

1 选用优质粳米，淘洗干净，再用冷水浸泡至吃透水分，然后换清水磨成米浆，将米浆舀入蒸盘，荡平摊开，入特制的蒸箱内蒸2～3分钟至熟，将蒸盘取出揭下粉皮展开铺平，然后再卷成长条，剪成小段。

2 西红柿洗净，剁成细碎，放入小汤锅内加适量清水，放入姜蒜末煮至略有酸味，离火冷却。

3 将剪成段的米皮装入碗内，加自制番茄酱汁、盐、味精、白糖、酱油、折耳根粒、油酥花生米，淋入红油、香油，撒上葱花即成。

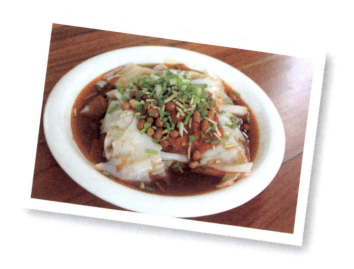

火腿炖冬瓜

立夏时节，宜食水分含量多的食物。冬瓜水分含量较高，而且其所含的丙醇二酸能抑制糖类转化为脂肪，加之冬瓜本身脂肪含量低、热量不高，是瘦身人士的绝佳选择，多食有助于体形健美。冬瓜中富含鸟氨酸、γ-氨基丁酸、天冬氨酸、谷氨酸和精氨酸，这些物质是冬瓜利尿消肿的基础物质。但单一烹饪冬瓜过于清淡，这里选择了与威宁火腿搭配入菜，优势互补，冬瓜既消融了火腿的油脂和盐分，也很好地吸收了火腿的鲜香。火腿炖冬瓜是一款荤素搭配合理、营养丰富、鲜香味美的特色菜肴，色泽清爽，质地熟软，汤鲜味美，营养丰富。

用料

威宁火腿100克，

冬瓜500克，

枸杞5克，

姜片10克，

盐3克，

胡椒粉2克，

熟猪油25克，

鲜汤1500克。

做法

1. 威宁火腿治净，切成薄片；冬瓜去皮，切成滚刀块；枸杞用清水浸泡片刻。

2. 炒锅置旺火上，放入熟猪油烧热，爆香姜片，下入火腿片煸炒至有香味、出油，掺入鲜汤烧沸，起锅倒入砂锅内；投入冬瓜块，用小火炖至熟软，加盐、胡椒粉调好味，离火舀入汤碗内，撒入泡好的枸杞即成。

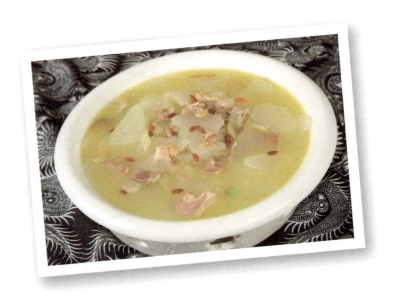

酸菜豆米火锅

立夏之后，皮肤腠理易于开泄，人体排汗增多，此时需增加些酸食。酸菜豆米火锅即为最佳选择。酸菜豆米火锅是贵阳的特色美食之一，它有悠久的历史，深受广大民众喜爱，有健脾开胃的功效。菜品汤浓味香，酸鲜相宜，开胃爽口，增进食欲。

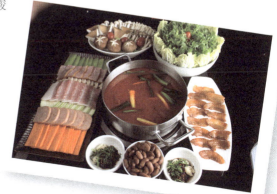

用料

干四季豆500克，
酸菜150克，
猪五花肉200克，
猪筒子骨1根，
姜块100克，
糟辣椒40克，
蒜瓣30克，
姜片10克，
蒜苗段10克，
大葱5克，
胡椒粉3克，
盐适量，
蔬菜拼（娃娃菜、莴苣叶等）、锦绣拼（猪五花肉、培根、午餐肉、胡萝卜等）、菌菇拼（香菇、平菇、白玉菇等）各适量，
煳辣椒蘸水数碟。

做法

① 猪筒子骨洗净，从中间敲破两半，放入沸水锅中焯水，捞出用清水冲净，放入汤锅内注入适量清水，烧沸后打去浮沫，加入姜块，用小火慢熬2小时，制成鲜汤；干四季豆米淘洗干净，放入另一汤锅内，注入适量的清水，烧沸后用小火慢慢煮至烂透；猪五花肉去皮，洗净，切成长方厚片。

② 炒锅置中火上，放入少许猪油烧热，下入猪五花肉片煸炒至出油，炸至表面发硬上色，捞出滤油，制成干五花肉。炒锅内放入熟猪油烧热，下入糟辣椒、姜片煸炒出香味，掺入少量鲜汤烧沸后，用漏勺捞出辣椒渣，再掺入适量的四季豆汤，调入盐、胡椒粉煮至入味，调制成豆米专用汤。

③ 炒锅置旺火上，放入少量的猪油烧热，下入熟四季豆米煸炒出香味，掺入适量制作好的豆米汤，烧沸后放入干五花肉，起锅装入火锅内，撒上蒜苗段、酸菜，上桌时配煳辣椒蘸水及各式各样的蔬菜拼、锦绣拼、菌菇拼，开火煮食即成。

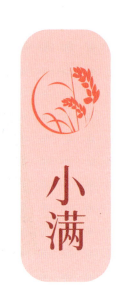

小满

● 节气特点

　　小满，炎夏登场，雨水充沛，光照充足，对植物生长非常有利，麦类等夏熟作物籽粒饱满但未成熟，故称小满。中医认为，夏季阳盛，应保养阳气，为冬天的阳气不足做好准备。小满节气，天地间充溢着阳气，但阳气还没有达到顶点。如阳气达到顶点，就会由盛而衰。人类须掌握自然规律，顺应自然的变化，保持身体内外环境的和谐，应注意不要贪凉，以免引起风湿病、皮肤病等。在日常生活中，一定要心胸开阔，心情愉悦，精神饱满，不急躁，避免助阳生热而损伤正气。

● 节气养生

运动调养

　　小满节气需要提升阳气，八段锦是一种合适的运动。八段锦是一种养生操，动作柔和缓慢，整体连绵。八段锦可以疏通人体气血，改善人体血管弹性，加强心肌收缩力，对心脑血管疾病有一定的预防效果。从中医角度来讲，八段锦通过对脊柱的拉伸旋转，刺激和疏通督脉，从而振奋体内阳气。此外，八段锦是一种身心一体式的运动，除了能够锻炼身体之外，还对情志有一定的调摄作用，经常练习此操，可以使人恬淡宁静、祥和愉悦。

饮食调养

小满时节，天气湿热，是皮肤病的好发季节，此节气饮食调养宜以清爽、清淡的素食为主，宜常吃具有清利湿热作用的食物。同时，此节气还要注意不伤心脾之气，多吃有益心脾的食物。

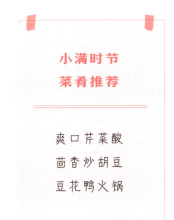

小满时节
菜肴推荐

爽口芹菜酸
茴香炒胡豆
豆花鸭火锅

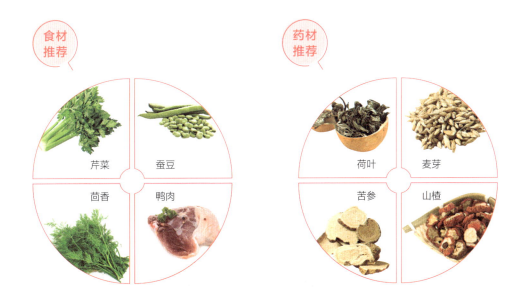

食材推荐

芹菜　　蚕豆

茴香　　鸭肉

药材推荐

荷叶　　麦芽

苦参　　山楂

爽口芹菜酸

　　水芹菜即野芹菜，是贵阳本地的一种野生植物，具有很高的营养价值，其含有丰富的维生素和叶绿素。中医古籍中记载，野生水芹味甘、辛，性凉，入肺、胃经，有清热解毒、养精益气、降低血压、宣肺利湿等功效，可治小便淋痛、大便出血、黄疸、风火牙痛等病症。芹菜酸即贵州特色蘸水菜肴，和贵州酸菜制作方法相同，是一款流行于民间的家常下饭菜肴。本菜色泽清爽，质地脆嫩，蘸食酸辣，开胃消食。

用料

野生水芹菜500克，
酥黄豆10克，
姜米3克，
蒜米5克，
葱花3克，
煳辣椒面30克，
酸汤1000克，
盐2克，
花椒粉1克，
酱油8克，
矿泉水30克。

做法

1 新鲜野生芹菜摘去老根，清洗干净（整株不切不掐），用开水烫一下，捞出控水，趁热放入容器内，再浇上酸汤，密封泡8小时。

2 取一小碗，分别放入煳辣椒面、姜米、蒜米、酥黄豆、盐、花椒粉、酱油、矿泉水、葱花制成风味煳辣椒蘸水。

3 将泡好的芹菜酸取出，用无油的菜墩切成长段，装入盘内，配上风味煳辣椒蘸水即成。

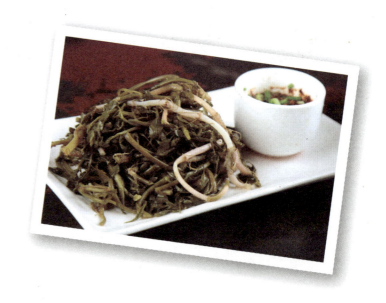

茴香炒胡豆

　　小满时节养生，推荐经常食用胡豆。胡豆又称为蚕豆，中医认为胡豆有和中下气、利小便、解疮毒的功效，主要用于痈肿、霍乱、转筋、脚气等症的辅助治疗。茴香是一种药食两用食材，是卤制食品、烧鱼炖肉常用之品，能除异味，添加食物香气。茴香中的茴香油能刺激胃肠神经，促进消化液分泌，增加胃肠蠕动，排出积存的气体，有健胃、行气的功效。本菜用茴香嫩叶和新鲜胡豆配炒而成，味道鲜美，清香四溢，开胃下饭。

用料

新鲜胡豆300克，

猪肉末50克，

茴香15克，

姜片3克，

蒜片5克，

干辣椒段10克，

盐3克，

胡椒粉1克。

做法

1. 新鲜胡豆剥去外壳，入沸水锅中，加盐煮至八成熟，取出用清水冲凉，撕去里层外皮；茴香洗净，切成碎粒状。
2. 炒锅置旺火上，放入油烧热，炝香干辣椒段，下入猪肉末煸炒至断生，加姜片、蒜片炒香，投入熟胡豆，加盐、胡椒粉、茴香烧至熟透入味，汤汁收干后，起锅装入盘内即成。

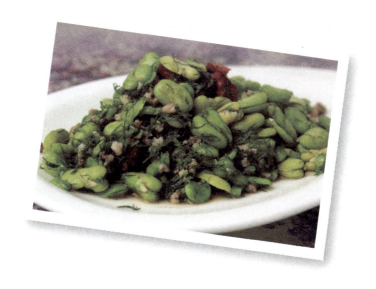

豆花鸭火锅

小满时节宜多食鸭肉，鸭肉味甘、微咸，性偏凉，入脾、胃、肺及肾经，具有滋阴、清虚热、健脾行水、养胃生津等作用。小黄豆和水豆腐配麻鸭制作的豆花鸭火锅，是贵阳较为流行的特色火锅，深受食客的喜爱。菜品色泽红亮，鸭肉软糯，黄豆耐嚼，豆腐细嫩，香辣爽口。

用料

麻鸭1只（约2500克），

本地小黄豆300克，

水豆腐500克，

美人青椒段300克，

黄豆芽100克，

蒜瓣100克，

姜块50克，

蒜苗段20克，

青花椒25克，

盐5克，

白糖4克，

酱油15克，

豆瓣酱80克，

料酒20克。

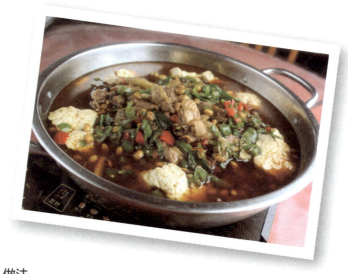

做法

① 麻鸭宰杀，清洗治净，连带肉骨砍成5厘米见方的鸭块；小黄豆入汤锅，加清水煮至八成熟，滤干水分，下入油锅炸至酥脆，捞出滤油；取一火锅，用黄豆芽、部分水豆腐铺底。

② 炒锅置旺火上，放入食用油烧至六成热，下入砍好的鸭块，爆至紧皮见出骨，捞出滤油，放入高压锅，加盐、料酒、姜块，加盖置中火上，上气后压8分钟。

③ 炒锅留底油，烧热，下入豆瓣酱炒至出香味，加蒜瓣、青花椒、美人青椒段、酥黄豆、鸭块翻炒片刻，加盐、白糖、酱油调味，起锅倒入垫有黄豆芽、水豆腐的火锅，撒蒜苗段即成。

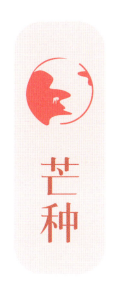

芒种

● 节气特点

　　芒种时节，降雨量增加，气温升高，空气变得十分潮湿，各种衣物、器具极易发霉，这段时间称为"梅雨季节"。芒种时节气温持续上升，湿度不断增大，身体内的汗液不能正常发散，人们易感到四肢疲倦、懒散、萎靡不振。这个时节要保证足够的休息和睡眠，注意均衡饮食，宜吃祛暑益气、生津止渴的食物。此外，芒种时节还要注意增强体质，预防疾病，避免季节性疾病和传染病的发生。

● 节气养生

运动调养

　　芒种时节气温逐渐升高，有些人在运动后会通过勤洗澡来降温，但是这种做法是不可取的。因为出汗后人体的心率会加快，如果洗澡水过热，会加速血液循环，使原本处于扩张状态的血管更加扩张；同时，也增加了肌肉和皮肤的血流量，使心脏、大脑及其他器官供血量不足，造成身体缺氧，从而易出现眩晕的现象。

饮食调养

芒种时节人体新陈代谢旺盛，再加上天气炎热、潮湿，很多人都会出现"苦夏"的症状，表现为食欲不振、全身乏力、精神萎靡等。此时根据人体的状况及环境的特点，可适当多吃些滋阴益气的食物，有利于消除"苦夏"。

芒种时节
菜肴推荐

蘸水山野菜
黄金土豆球
豆腐圆子

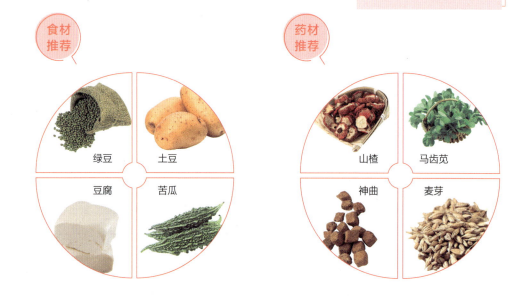

食材推荐

绿豆　土豆
豆腐　苦瓜

药材推荐

山楂　马齿苋
神曲　麦芽

蘸水山野菜

野菜是不可多得的保健能手，不仅营养丰富、味道鲜美，而且药用价值高。贵州有食野菜的食俗，灰灰菜是一种草本植物，味道鲜美，口感柔嫩，营养丰富，是百姓喜欢食用的野菜之一。灰灰菜能够促进儿童生长发育，对中老年缺钙者也有一定的保健功能。蘸水山野菜是餐桌上倍受欢迎的美味凉菜，色泽碧绿，入口脆爽，清香适口，蘸水辣爽。

用料

灰灰菜150克，

海椒叶150克，

蒜米5克，

葱花3克，

糊辣椒面15克，

盐2克，

味精0.5克，

花椒粉1克，

酱油10克，

陈醋3克，

香油2克，

矿泉水20毫升。

做法

1 海椒叶、灰灰菜分别摘除老叶及老根，加盐或者用淘米水轻轻翻洗，再用清水冲净。

2 取一个碟碗，放入糊辣椒面、蒜米、盐、味精、花椒粉、酱油、陈醋、香油、矿泉水、葱花，制成糊辣椒蘸水。

3 炒锅置旺火上，加入适量清水，烧沸后，将洗净的灰灰菜和海椒叶分别下入沸水锅中焯至断生，捞出控干水分，分别装入盘中，配上糊辣椒蘸水蘸食即成。

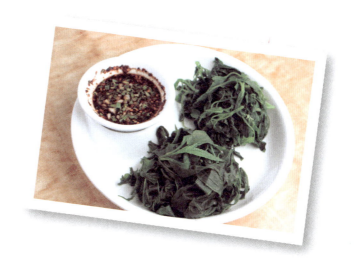

黄金土豆球

土豆是大众百吃不厌的食材，也是芒种时节适宜食用的菜肴。黄金土豆球是乡土气息浓郁、色香味俱全的特色风味美食，老少皆宜，人人爱吃，既可当作小吃，也是受欢迎的下酒佳肴。成菜色泽金黄，外脆里软，咸鲜微辣。

用料

土豆球200克，

脆臊50克，

蒜苗段10克，

干辣椒段15克，

盐2克，

味精1克，

花椒油2克。

做法

1 炒锅置旺火上，放入食用油，烧至六成热，下入土豆球炸至金黄色，捞出滤油。

2 炒锅留底油烧热，下干辣椒段炒至棕黑色，放入脆臊略炒，下炸好的土豆球，调入盐、味精翻炒均匀，撒蒜苗段略炒，淋花椒油，起锅装盘即成。

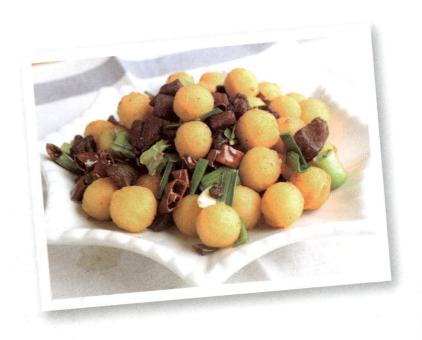

豆腐圆子

豆腐圆子是贵阳八大名小吃之一，也是黔味菜肴中的一道特色名菜。据说豆腐圆子起源于清朝同治十三年(1874年)，是贵阳市雷家发明的一道特色小吃。此菜色泽褐黄，外焦里嫩，滑爽鲜香，开胃爽口。

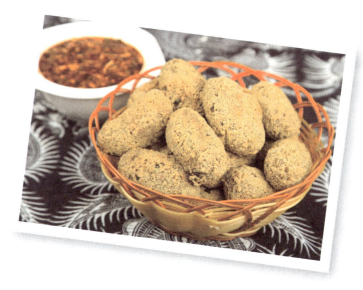

用料

酸汤豆腐600克，

折耳根50克，

酸萝卜50克，

食用碱3克，

姜米5克，

葱花10克，

香菜细末5克，

煳辣椒面30克，

盐3克，

胡椒粉2克，

花椒粉3克，

小茴香粉2克，

酱油10克，

陈醋5克，

香油5克。

做法

① 豆腐放入漏勺里沥干水，加适量小茴香粉、花椒粉、盐、食用碱，用手把豆腐捏碎并拌均匀，搓成蓉状，再加上葱花拌匀。

② 折耳根切成8毫米左右的短节，酸萝卜切成小碎丁，香菜切段，加上酱油、陈醋、香油、姜米、花椒粉、煳辣椒面，拌成蘸水。

③ 用手把豆腐蓉捏成50克左右的豆腐圆子，炒锅中下入菜油，烧至七成热，下入豆腐圆子，炸至外壳呈褐黄色即可出锅，就着配调好的蘸水食用。

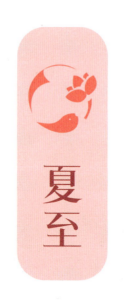

夏至

● 节气特点

《夏秋繁露》说："夏至者，阴阳相半也，故昼夜均而寒暑平。"在北半球，夏至是太阳在天空位置最高的一天。夏至标志着盛夏的到来，《素问》中写道："调其阴阳，不足则补，有余则泻。"夏至是阳气最旺的时候，应注意阴阳气血的平衡，无论补或泻，都要坚持调整阴阳，以平衡为主。夏至时人容易心火过旺，吃点苦味食物，有利于抑心火。夏季出汗多，人体易丢失水分，脾胃消化功能也较差，常吃稀食是夏季饮食养生的重要疗方法之一。夏至宜清补，饮食不可过寒凉，可以吃姜除寒气，有俗话说"饭不香，吃生姜""冬吃萝卜，夏吃姜""早上三片姜，赛过喝参汤"，这些都是对生姜调养作用的概括。

● 节气养生

运动调养

夏至时节，锻炼应选择清晨或傍晚天气较凉爽的时间，在公园或河边等空气清新的地方，选择较平缓的运动。在运动过程中，如果大量出汗，则需适时补充体内水分，但不能一次大量饮用白开水，也不能立即用凉水冲头、淋浴，以免引起疾病。

饮食调养

夏至饮食一般以温为宜，食暖物是为了助阳气，符合"春夏养阳"的原则。专家认为，早晚餐喝粥是大有好处的。此外，还要多食用一些清凉、消暑的食物，这样既可以生津止渴，清凉解暑，又可以补养身体。气候炎热时，适当吃一些冷饮，能起到一定的祛暑降温作用，但是不可食之过多，否则会使胃肠温度下降，引起不规则收缩，诱发腹痛、腹泻等疾症。要注意饮食卫生，最好现做现吃，生吃瓜果要洗净。

夏至时节
菜肴推荐

农家酥茄条
黑豆花
乌江豆腐鱼火锅

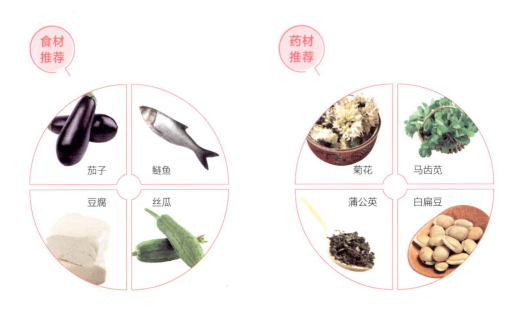

食材推荐

茄子　鲢鱼
豆腐　丝瓜

药材推荐

菊花　马齿苋
蒲公英　白扁豆

农家酥茄条

茄子营养丰富，茄子中所含的皂苷有助于降低胆固醇。茄子有炒、炸、蒸、煎、烧汤、制馅等多种入菜方式，是人们喜爱食用的普通蔬菜。本菜色泽亮丽，质地酥脆，香辣适中，豉香味浓，为佐酒佳肴。

用料

长茄子400克，

小尖青椒30克，

小尖红椒30克，

白芝麻2克，

姜米3克，

蒜米5克，

葱花5克，

干淀粉50克，

豆豉油辣椒30克，

盐2克，

花椒粉1克，

白糖2克，

酱油5克。

做法

1. 把长茄子洗净，去皮后切成一字条，放入清水中加盐浸泡片刻；小尖青椒、小尖红椒分别洗净，切成颗粒状。

2. 炒锅置旺火上，放入油烧至六成热，将浸泡的茄条沥去水分，放入干淀粉拌匀，下入油锅中炸至金黄色酥脆，捞出控油，装入盘内摆放好。锅内留底油烧热，爆香姜米、蒜米，下入小尖青椒颗粒、小尖红椒颗粒、豆豉油辣椒，炒出香味，加盐、白糖、酱油、花椒粉调好味，起锅浇淋盘内的熟茄条上，撒入白芝麻、葱花即成。

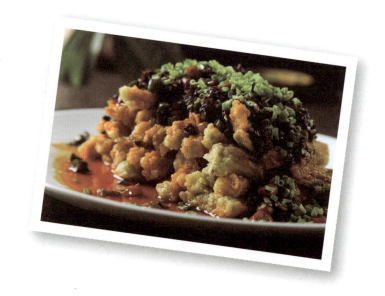

黑豆花

豆花富含蛋白质、多种维生素、矿物质、不饱和脂肪酸、异黄酮等营养成分，经常食用可预防多种心脑血管疾病的发生。黑豆花是贵州最为流行的特色食物，营养丰富，绿色生态，具有清爽开胃、解酒解腻的特色功效，也是农家用于招待贵客的必备菜肴之一。本菜色泽洁白，质地细滑，蘸水爽口。

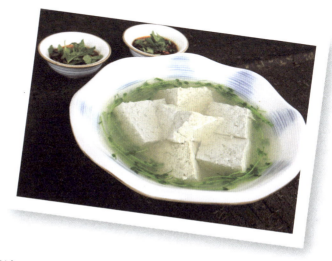

用料

黄豆500克，

黑豆200克，

嫩豆苗20克，

蒜米8克，

葱花3克，

盐2克，

酱油20克，

煳辣椒粉3克，

白酸汤100克。

做法

❶ 把黄豆、黑豆放入盛器内，加清水浸泡2~3小时，用汤匙舀起豆和清水，放入大石磨中间的凹处，一边推磨一边放入豆磨成粗碎。

❷ 粗碎用清水淘洗一下，除去浮于上方的部分外皮，然后加清水浸泡2小时，再用小石磨推磨成浓豆浆，倒入大铁锅，用温火煮沸，边煮边慢慢搅拌，豆浆起"篷状"时，均匀倒入白酸汤使豆浆凝固，制成水豆花，舀入汤碗内，放入嫩豆苗。

❸ 取两个小碗，放入煳辣椒面、蒜米、盐、酱油、葱花，制成素辣椒蘸水，同豆花一起上桌蘸食即成。

火锅乌江豆腐鱼

常食豆腐有助于促进骨骼生长，预防骨质疏松，很适合儿童和中老年人食用。常言说"千滚豆腐万滚河鱼"，乌江鲢鱼肉质细嫩，豆腐软嫩，味道鲜美，深受大众喜爱。此火锅食材选用独具风格，搭配贵州特色调味料糍粑辣椒、豆瓣酱、糟辣椒，是极富地方特色的美味佳肴，深受广大食客喜爱，堪称地方风味美食一绝。此菜汤色红亮，鱼肉鲜嫩，豆腐软烂，香辣适口，味美爽口。

用料

乌江鲢鱼1条（约1500克），
乌江豆腐1000克，
姜片25克，
蒜瓣30克，
蒜苗段10克，
糍粑辣椒450克，
豆瓣酱40克，
糟辣椒40克，
花椒5克，
盐20克，
熟猪油100克，
熟菜油100克，
鲜汤2500克。

做法

1. 鲢鱼宰杀治净，斩刀成5厘米长的块状；豆腐切成10厘米见方的块状。

2. 炒锅置旺火上，放入熟猪油、熟菜油混合烧热，下入花椒、姜片、蒜瓣炒香，加糍粑辣椒，煸炒至水分略干、表皮焦黄色为宜，再放入豆瓣酱、糟辣椒，炒至香味四溢，投入鲢鱼块翻炒至表皮收水，掺入鲜汤，下入豆腐块，加盐煮至入味，起锅装入火锅内，撒入蒜苗段，上桌开火食用即成。

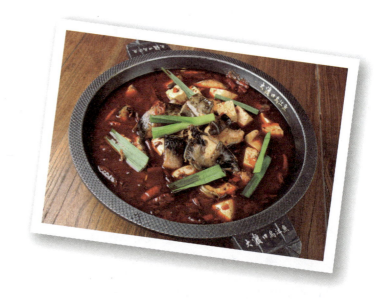

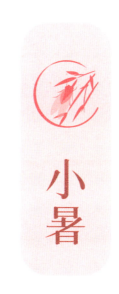

小暑

● 节气特点

民间常说："小暑大暑，上蒸下煮。"小暑过后就进入了"伏天"，"伏天"分为头伏、中伏、末伏，"小暑"节气正好在初伏前后。小暑时节，人们忙于在田间种植秋季作物，为过冬准备充足的食物。在炎热的气候下，人体会大量出汗，一部分水溶性维生素会随着汗液排出，另外，夏季容易食欲降低和消化不良，会限制维生素的摄取，导致人体维生素代谢紊乱，造成营养缺乏症。因此，夏季可多食维生素含量高的食物。

● 节气养生

运动调养

小暑不宜剧烈运动。中医认为，小暑讲究养阳气，运动不宜太剧烈，尤其是老人、小孩以及身体虚弱的人群，不宜在烈日下运动。小暑节气温度较高，人们容易烦躁、食欲下降，若此时在烈日下运动，不仅会损耗体力，还易引起中暑。

饮食调养

小暑时节气候炎热而多雨，暑热夹湿，常使脾胃受困，导致食欲不振。再加上气候炎热，使人喜食生冷寒凉之物，易伤及脾胃。此时食物应以甘寒清淡、利湿清暑、少油之物为宜。饮食方面，宜以清淡味香为主，多选择新鲜蔬菜和水果，还应节制饮食，注意卫生。

**小暑时节
菜肴推荐**

凉拌马齿苋
清汤鹅火锅
破酥包

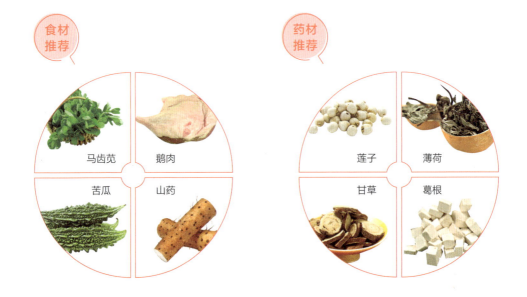

食材推荐

马齿苋

鹅肉

苦瓜

山药

药材推荐

莲子

薄荷

甘草

葛根

凉拌马齿苋

马齿苋是一种营养丰富的野生蔬菜，素有"长寿草"的美称，可炒、拌、入馅、烧汤、泡茶。马齿苋味酸性寒，有清热解毒、凉血止痢的作用，常用于治疗湿热痢疾、疮疡肿毒、湿疹、蛇虫伤、崩漏、产后出血、妇女赤白带下、痔疮出血、乳疮、百日咳等。成菜色泽鲜艳，酸辣爽口，增进食欲，有益健康。

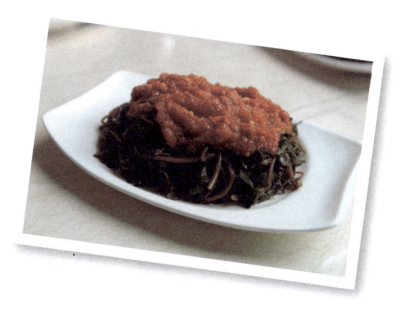

用料

新鲜马齿苋400克，
葱花5克，
酸辣酱100克，
西红柿100克，
新鲜红辣椒50克，
黔南红酸汤50克，
盐5克。

做法

① 马齿苋摘去老根老叶，清洗干净，清水中加适量盐，烧沸，下入清洗干净的马齿苋，烫2~3分钟，捞出沥水。

② 马齿苋装盘，表面淋上酸辣酱，撒葱花拌匀即成。

③ 酸辣酱制作方法：①将西红柿、新鲜红辣椒和黔南红酸汤放入家用搅拌机中，打成酸辣酱汁；②炒锅加小量花生油烧热，下酸辣酱汁，用微火把水分炒干，加入盐调味即成。

清汤鹅火锅

炎炎夏日，吃火锅有什么好处呢？夏日吃火锅能起到滋补保健、瘦身养颜的作用。按中医理论讲，夏季吃火锅不仅能祛汗除湿，促进新陈代谢，也可防治感冒、鼻塞、头痛、关节风湿疼痛等。鹅是一种公认的优质禽类，鹅肉脂肪含量低，不饱和脂肪酸含量高，亚麻酸含量也较高，是对人体健康有利的营养保健禽肉类。清汤鹅火锅汤汁清爽味美，鹅肉鲜香细嫩，入口即化，既是美味火锅，也是营养滋补佳品。

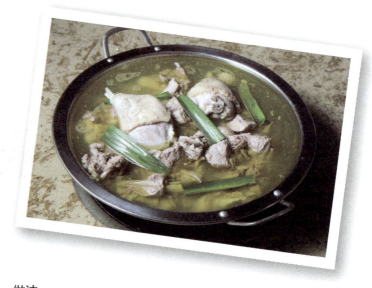

用料

活土鹅1只（约3000克），
姜块100克，
香葱25克，
蒜苗10克，
黄芪2克，
白豆蔻3克，
党参10克，
砂仁5克，
枣干5克，
白芷2克，
花椒3克，
盐8克，
胡椒粉2克，
料酒50克。

做法

1 农家散养的优质土鹅宰杀治净，斩成5厘米见方的块状，入沸水锅中加料酒焯水，捞出冲净；将黄芪、党参、枣干、白豆蔻、砂仁、白芷、花椒等装入纱布内包扎好；蒜苗洗净，切成长段。

2 取一炖锅，注入清水置旺火上，投入已焯好水的鹅肉块烧沸，打去浮沫，加姜块、香葱、香料包，用小火慢炖至50分钟熟透，最后再放入盐、胡椒粉调味，离火舀入火锅内，撒入蒜苗段，同时配调煳辣椒蘸水，上桌开火食用即成。

破酥包

破酥包是一种贵阳市特别流行的面点小吃，老少皆宜。酒楼饭店、高档筵席上都会配备这一种特色面点。破酥包馅料调制相对简单，特色在于包子面皮的制作工艺较为复杂讲究，食客多喜爱破酥包面皮的风味口感。破酥包色泽洁白，酥软醇香，收口微开，馅料鲜美，层次分明，饱满丰富。

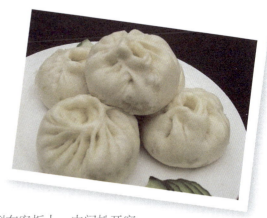

用料

特级面粉500克，

猪肉250克，

老酵面50克，

小苏打5克，

姜米8克，

葱花50克，

盐2克，

胡椒粉1克，

白糖2克，

酱油5克，

香油5克，

黑白芝麻2克，

熟猪油75克。

做法

1. 取400克面粉倒在案板上，中间扒开窝，加水揉成雪花片状的面团，再放入老酵面揉匀面团，待其发酵起泡，加入小苏打反复揉搓均匀，用湿布盖好，静置15分钟；另取100克面粉倒在案板上，中间扒开窝，放入熟猪油揉成干油酥面团。

2. 猪肉去皮，洗净剁成肉末，放入盛器内加姜米、葱花、白糖、盐、胡椒粉、酱油、香油搅拌均匀，制成馅料，放进冰箱内冷冻20分钟。

3. 将静置后的发酵面团搓揉光滑，搓成长条，扯成10剂子。油酥面搓条后，分摘成10个剂子。每个发酵面剂子包入一个油酥剂子，用手按扁擀成长舌形，由外向内卷成圆筒形，按扁，折叠为三层，再按扁擀成圆皮。

4. 每张面皮上放入馅料。一手按住馅料，一手用大拇指和食指依次捏出褶子，在收口处撒上黑白芝麻。捏好的包子放在蒸锅内再次饧发15~20分钟，然后开大火蒸8分钟，关火后等待3分钟再掀盖即成。

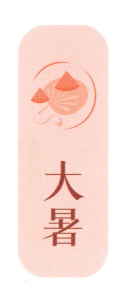

大暑

● 节气特点

　　大暑是夏天的最后一个节气，标志着夏天向秋天的过渡。大暑处在三伏天的中伏阶段，是一年中最热的节气。大暑时节最突出的特点就是"热"，人体易被暑湿等邪气侵扰，容易中暑，需要多吃防暑和健脾的食物。多喝水，适当吃些瓜果和冷饮，可起到预防中暑的作用，但要注意不能食用过多冷饮，否则会刺激肠道，引发肠胃疾病。另外，大暑天气，暑湿之邪较易乘虚而入，心气容易亏耗，年老人及幼儿需注意合理饮食，减少疾病。

● 节气养生

运动调养

　　身体健康的人可以做一些幅度较大的运动，发发汗。身体虚弱的人群及老人、小孩可选择运动量小且平缓的运动。

饮食调养

　　大暑时节气候炎热，万物生长茂盛，人体气血趋向体表，从而形成阳气在外、阴气内伏的生理状态。此时养生应着眼于清热、消暑、健脾益胃，选择清淡爽口、利水渗湿、富含营养、易于消化的食物。饮食方面宜多食益气养阴、燥湿养脾的食物。

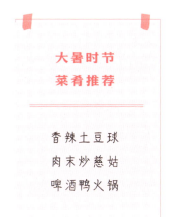

大暑时节
菜肴推荐

香辣土豆球
肉末炒慈姑
啤酒鸭火锅

食材推荐

药材推荐

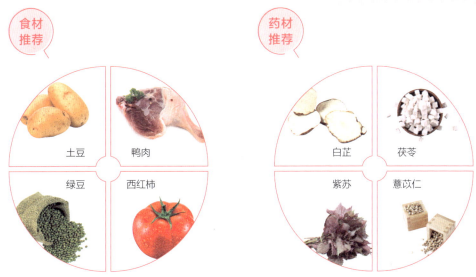

土豆　鸭肉

绿豆　西红柿

白芷　茯苓

紫苏　薏苡仁

香辣土豆球

大暑时节宜食用燥湿健脾、益气养阴的食物，土豆即为其中之一。香辣土豆球既是小吃也是菜肴，倍受各类人群的喜爱，菜品色泽金黄，口感酥脆，豆球熟软，香辣爽口，为佐餐佳肴。

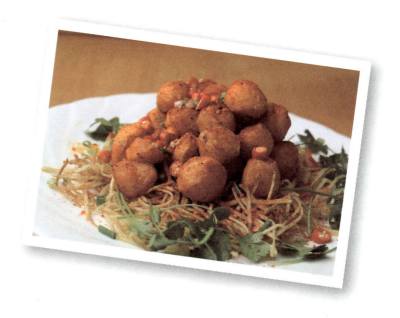

用料

土豆800克，

小尖红椒10克，

糯米面50克，

葱花3克，

五香辣椒面10克，

盐3克。

做法

① 土豆去皮，洗净后一部分切成小块，放入蒸锅内蒸至熟软；另一部分切成二粗丝，放入六成热油温炸至酥脆，捞出控油，装入盘内垫底；小尖红椒洗净，切成颗粒状。

② 将蒸熟的土豆块捣成泥状，加盐、糯米面搅拌均匀，挤成大小一致的土豆丸子。

③ 油锅烧至六成热，下入土豆丸子炸至金黄酥脆，捞出控油，装入垫有脆土豆丝的盘子上，撒入五香辣椒面、小尖红椒粒、葱花即成。

肉末炒慈姑

慈姑是一种多年生草本植物，以球茎作蔬菜食用，是药食两用的食材。慈姑对人体机能有调节促进作用。中医认为，慈姑有凉血止血、止咳、解毒散结等功效。慈姑面软，微苦，入菜口感好，是人们较喜欢的食材，也是适合夏季经常食用的蔬菜。

用料

慈姑300克，

青线椒50克，

猪肉末50克，

姜片3克，

蒜片5克，

香葱段10克，

干辣椒15克，

花椒3克，

盐2克，

白糖1克，

酱油5克。

做法

1. 慈姑清洗治净，放入沸水锅中，加盐煮至半成熟，捞出控水，用刀将慈姑压扁；青线椒洗净，切成短节；干辣椒切成斜刀段。

2. 炒锅置旺火上，放入油烧至六成热，下入压扁的慈姑炸至表面酥脆，捞出控油。

3. 锅内留底油烧热，下入猪肉末、干辣椒段，煸炒至猪肉末微干，干辣椒段呈棕黑色，出锅，下花椒、姜片、蒜片、青线椒段炒香，投入炸好的肉末、慈姑，加盐、白糖、酱油翻炒均匀，撒入香葱段，起锅装盘即成。

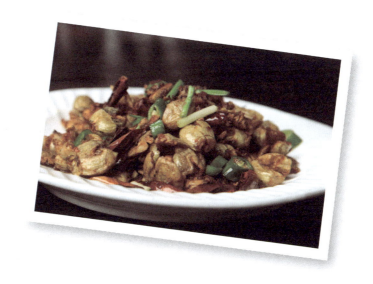

啤酒鸭火锅

夏天人体新陈代谢快，能量消耗多，应多吃肉类补充蛋白质。俗话说"大暑老鸭胜补药"，根据中医"热者寒之"的原则，鸭肉性凉，特别适合苦夏、上火、体内生热者食用。啤酒鸭火锅是用啤酒当作调料烹调鸭子的特色菜肴，啤酒烧制的鸭肉油亮酥嫩，鲜嫩香辣，在制作时加入了魔芋豆腐，口感极佳。

用料

农家放养鸭1只（约2000克），

魔芋豆腐500克，

姜末20克，

蒜苗段30克，

熟芝麻5克，

干辣椒段30克，

糍粑辣椒50克，

花椒10克，

盐5克，

白糖5克，

胡椒粉10克，

酱油8克，

豆瓣酱30克，

料酒20克，

啤酒1瓶。

做法

1. 鸭子剖出内脏清洗治净，剁成3厘米见方的鸭块，用姜末、花椒、料酒、胡椒粉、酱油腌渍30分钟；魔芋豆腐沸水烫一下，捞出切成长条。

2. 炒锅置旺火上，加食用油烧至八成热，下鸭块爆炒至水气收干，盛出滤油，炒锅留底油烧至五成热，下花椒、干辣椒段、豆瓣酱、糍粑辣椒，炒至油红出香，倒入鸭块、魔芋豆腐翻炒5分钟，加盐、酱油炒匀，倒入啤酒烧沸，改小火加盖焖20分钟，加白糖调味，离火倒入平底火锅中，撒蒜苗段、熟芝麻即成。

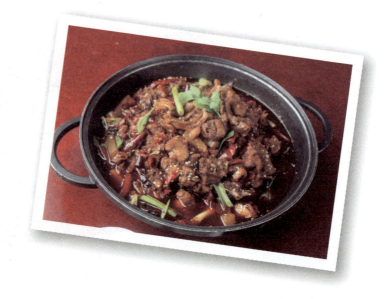

秋季篇

养肺收敛

秋三月，此谓容平。天气以急，地气以明，早卧早起，与鸡俱兴，使志安宁，以缓秋刑，收敛神气，使秋气平，无外其志，使肺气清，此秋气之应，养收之道也；逆之则伤肺，冬为飧泄，奉藏者少。

——《素问·四气调神大论》

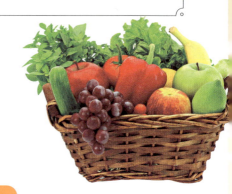

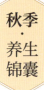
秋季·养生锦囊

秋季宜养阴

中医强调，秋季养生宜养阴。自然界万物成熟，阳气收敛，阴精内蓄，及至严冬，天寒地冻，万物蛰伏，阳气潜藏。人体要顺应四时阴阳的变化规律，在秋冬之际顾护阴气，为来年升发奠定物质基础。

秋季宜养肺

肺为"娇脏"，性喜润而恶燥，故当秋季空气中湿度下降时，肺首当其冲。燥邪伤肺，最易伤阴液，轻者干咳少痰、痰黏难咳；重则肺络受伤出血，见痰中带血。故中医学认为，秋季养生重点在肺。

秋季宜养胃

秋季，气温渐渐转凉，而胃肠道对寒冷的刺激非常敏感，如果防护不当，就会引发胃肠道疾病或使原有的胃病加重。因此，秋季养生宜养胃，注意胃部的保暖。

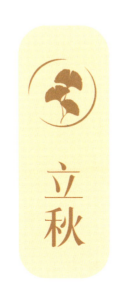

立秋

◆ 节气特点

　　立秋时节天高气爽，气温开始逐渐下降，但盛夏的余热未消，素有"秋老虎"之称。立秋之后，阳气渐收，阴气渐长，自然界中的叶子也开始由绿变黄。立秋时节气候干燥，故养生要敛神、降气、润肺。《素问》指出："夫四时阴阳者，万物之根本也，所以圣人春夏养阳，秋冬养阴，以从其根，故与万物沉浮于生长之门。逆其根则伐其本，坏其真矣。"古人告诫我们，养生要顺应自然，要懂得春生、夏长、秋收、冬藏的自然规律。

◆ 节气养生

运动调养

　　立秋时节，运动时间要稍长于夏季，应循序渐进，结合自身体质选择合适的运动，如打羽毛球、慢跑、爬山都是很好的运动项目。在运动之前要活动身体，使身体达到运动前的最佳状态。

饮食调养

《素问》说:"肺主秋,肺欲收,急食酸以收之,用酸补之,辛泻之。"可见酸味收敛肺气,辛味发散泻肺,秋天宜收不宜散,要尽量少吃葱、姜等辛味之品,适当多食酸味果蔬。秋季天气干燥,饮食上宜选择滋阴润肺、养胃生津的食物。

立秋时节
菜肴推荐

粉蒸排骨
干锅香辣虾
烧椒拌茄子

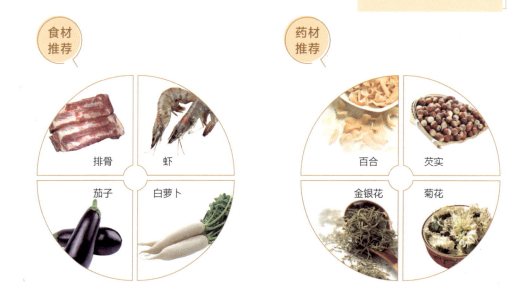

食材推荐

排骨　虾
茄子　白萝卜

药材推荐

百合　芡实
金银花　菊花

粉蒸排骨

立秋时节要适量食用荤食进补，这里推荐一款贵州传统菜肴粉蒸排骨。此菜采用传统的制作方法，是酒宴、家庭聚会上的主菜之一。粉蒸排骨肉甜软糯，雅淡不腻，微辣爽口，香味扑鼻。

用料

猪仔排250克，

黏米50克，

糯米25克，

细辣椒面5克，

大料5克，

花椒籽2克，

香葱5克，

姜5克，

料酒5克，

盐2克，

白糖2克，

酱油3克。

做法

1 将两种米、花椒籽、大料一并放入锅中，用微火炒成黄色，再用粉碎机打成米面待用。

2 香葱洗净，葱白切成末，葱绿切成葱花；姜洗净，切成姜末。

3 猪仔排洗净，砍成2厘米见方的小块，放入盛器内加白糖、酱油、葱白末、姜末、盐、细辣椒面、料酒调味腌制20分钟，与米面一起拌匀，使粉沾在排骨上，装入碗内，上笼蒸80分钟，取出倒扣在盘内，撒上葱花即成。

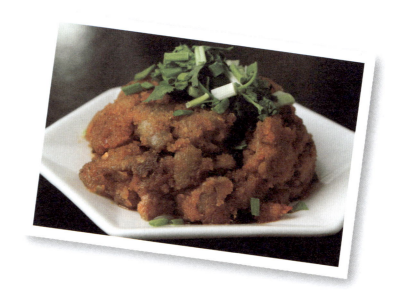

干锅香辣虾

立秋后可以多吃虾、蟹、鱼。虾的营养价值较高，虾脑含有氨基酸，虾肉含有优质蛋白质，虾皮含有虾红素、钙、磷、钾等，能帮助人体补充多种营养成分。将虾制作成口感独特的干锅，可以吃到虾的各个部位，充分摄入营养成分，一点儿都不浪费。干锅香辣虾壳脆肉嫩，香辣味浓，干香可口。

用料

基围虾800克，
干辣椒100克，
花椒15克，
姜片15克，
蒜瓣50克，
芹菜25克，
大葱25克，
酥黄豆20克，
熟白芝麻10克，
糍粑辣椒30克，
豆瓣酱20克，
盐5克，
味精1克，
鸡精2克，
茴香粉5克，
胡椒粉3克，
酱油5克，
枸酱5克，
料酒30克，
鲜汤500克，
淀粉15克，
红油20克。

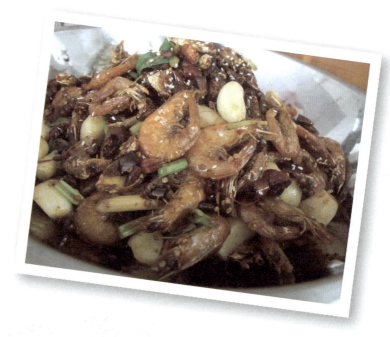

做法

1. 将鲜基围虾去须，开背，用淀粉拌匀；干辣椒切成短节；芹菜切成段；大葱切成短段。

2. 锅置火上，加油烧至七成热，将基围虾下油锅爆至断生，捞出滗油。

3. 锅留底油，烧至六成热，下姜片、蒜瓣、干辣椒、花椒炒香，下豆瓣酱、糍粑辣椒炒出香味，下入爆好的基围虾，烹入鲜汤，调入盐、味精、鸡精、茴香粉、胡椒粉、酱油、料酒、芹菜、大葱段翻炒均匀，起锅倒入火锅盆中，淋入红油，撒上酥黄豆、熟白芝麻即成。

烧椒拌茄子

茄子含有丰富的维生素E和维生素P，维生素P具有改善微细血管脆性和防止出血的功用，维生素E具有提高毛细血管韧性和抗衰老的作用。中医认为，茄子属凉性食物，是夏秋季可以经常食用的健康食材之一，可以清热、活血、消肿。

用料

紫长茄子500克，

青线椒200克，

大蒜10克，

香葱10克，

水豆豉30克，

白糖5克，

盐、味精各1克，

酱油、香醋、香油

各适量。

做法

① 茄子去皮洗净，整个放入锅中蒸熟，待冷却后用手撕成长条，装盘。

② 青线椒用炭火烧焦外皮，用手撕去烧黑的焦皮，切成碎段，放在茄子条上。

③ 大蒜剁成蒜末，小葱切成葱花，盐、酱油、香醋、白糖、味精、香油兑成调料汁；将蒜末、水豆豉、葱花放在茄条表面，调料汁浇在茄子表面，拌匀即成。

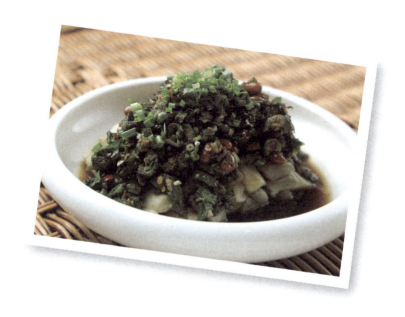

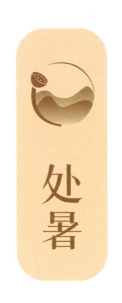

处暑

◆ 节气特点

《月令七十二候集解》说："处，止也，暑气至此而止矣。"处暑意为酷暑难熬的天气即将结束，虽然此时天气仍然炎热，但气温会逐渐下降。处暑时节应预防秋燥，养生首先要调整睡眠时间，早睡早起，使情绪安定，避免自然界的肃杀之气影响人体，收敛神气。饮食上要多喝开水，保证肺脏与呼吸道的湿润，多食富含维生素C和纤维素的食物，以改善干燥对人体的不良影响。

◆ 节气养生

运动调养

进入秋季之后，运动锻炼不仅可以促进血液循环，还可改善身体的代谢能力，提高人体对低温的适应力。处暑时节，可选择早晚时间运动，因为中午天气仍然比较炎热，运动最好避开中午时间段。此时节的运动应坚持适中的原则，长期坚持运动锻炼的人也不宜经常大汗淋漓，以免使阳气外泄。

饮食调养

秋天雨水渐少，天气逐渐干燥，在饮食上要注意预防秋燥。梨、黄瓜中含有大量的水分，能补充人体的津液，有生津润燥、消热通便之功效，适宜秋季食用，饮食方面宜吃清淡的食物。

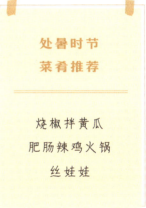

**处暑时节
菜肴推荐**

烧椒拌黄瓜
肥肠辣鸡火锅
丝娃娃

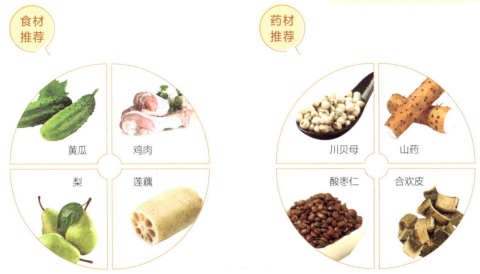

食材
推荐

黄瓜　鸡肉

梨　莲藕

药材
推荐

川贝母　山药

酸枣仁　合欢皮

烧椒拌黄瓜

黄瓜既有清热解毒、利水消肿、生津止渴的功效，还可起到延年益寿、抗衰老的作用。另外，黄瓜中含有的丙氨酸、精氨酸等氨基酸对肝病患者的康复很有益处。烧椒入菜是贵阳的传统饮食习俗，烧椒菜肴最为下饭、爽口，烧椒拌黄瓜是两者融合在一起的组合新菜，是很受欢迎的下饭菜，菜品清香脆嫩，烧椒微辣，蒜味香浓，爽口下饭。

用料

本地黄瓜200克，

美人青椒100克，

大蒜10克，

葱花5克，

盐2克，

味精1克，

芝麻油2克。

做法

① 黄瓜洗净，划去表皮，拍破，放入盛器内，加入盐腌渍片刻。

② 美人青椒放入炭火上，烤至表面焦黑熟软，取出，撕去表皮；大蒜去皮，洗净，拍破。

③ 将腌渍好的黄瓜滗去水分，装入盘内，放入烧好的青椒、大蒜，加少许盐、味精，淋入芝麻油，撒上葱花，拌匀即成。

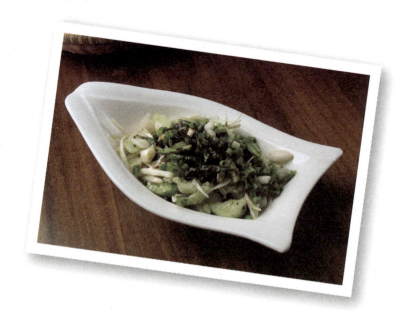

肥肠辣鸡火锅

鸡肉性温和，有温补之效。肥肠辣鸡火锅，是结合贵阳人喜爱吃辣子鸡和肥肠的饮食习惯开发制作的风味特色火锅，放养土公鸡和猪肥肠巧妙搭配，以爆炒的方式烹饪制作，熟软鲜嫩的鸡肉和脂香肥肠组合成独特的美味火锅。一经推出就深受食客的认可和喜爱。本菜品汤色红亮，鸡肉鲜嫩，肥肠软糯，香辣味美，酒香浓郁。

用料

土公鸡1只（约3000克），

猪肥肠500克，

姜块125克，

蒜瓣125克，

蒜苗10克，

豆瓣酱20克，

自制油辣椒150克，

花椒2克，

盐12克，

白糖8克，

胡椒粉5克，

啤酒1瓶。

做法

① 土公鸡宰杀，治净后斩成块状；猪肥肠翻洗干净，切成滚刀块；蒜苗洗净，切成小段。

② 炒锅置旺火上，放入熟菜籽油烧热，下入花椒爆至金黄色，捞出去掉。油锅内下入姜块、蒜瓣、豆瓣酱炒出香味，放入猪肥肠块，翻炒至脆，再放入鸡块，炒至脱骨出香味，加自制油辣椒翻炒均匀，加入啤酒烧沸，加盐、白糖、胡椒粉调味后，起锅倒入高压锅内，冒气后压15分钟，离火晾凉，倒入火锅内，撒入蒜苗段，上桌开火食用即成。

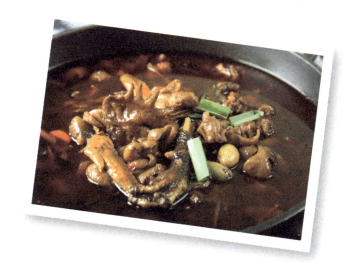

丝娃娃

丝娃娃是最具有贵州特色的风味小吃，原来叫小春卷，由于外形像被子包着婴儿一般，就被称为丝娃娃。这种小吃早在20世纪70年代就已经有了，当时的丝娃娃原料较少，吃法和现在大不相同，也只在黔灵山公园门口和六广门体育场才有卖，面皮中包的只有胡萝卜丝、胭脂萝卜丝、绿豆芽；佐料就是酱油、醋、辣椒面、酥黄豆、葱花等。卖丝娃娃的人会用面皮把胡萝卜丝、胭脂萝卜丝、绿豆芽包起来，卷的时候要一头大一头小，小的一头要折过来，让食客用手捏着，免得漏佐料汤，大的一头也可再放几颗酥黄豆，浇上辣椒水，马上放在口中享用。现在的丝娃娃配料十分丰富，菜脆豆酥，香辣脆爽，风味独特。

用料

面粉500克，

熟莴笋丝50克，

熟藕丝50克，

熟海带丝50克，

熟土豆丝50克，

熟绿豆芽50克，

熟胡萝卜丝50克，

麻辣豆腐丝50克，

酸萝卜丝50克，

黄瓜丝50克，

折耳根段50克，

凉面50克，

藠头50克，

脆臊25克，

自制原汤300克，

煳辣椒面30克，

盐2克，

生抽10克，

陈醋5克，

甜酱汁5克，

葱花10克。

做法

1. 各配料分别切配、焯水、冲水、控干；面粉中加盐，加入400毫升清水，和成黏性适度的面团，用手揉搓至筋力增强，提起不粘在手上为止，静置饧约20分钟。

2. 取一人份的小碗，分别放入自制原汤、煳辣椒面、甜酱汁、生抽、陈醋、葱花等，按个人口味调制蘸水汁。

3. 平底锅置小火上烧热，锅底微微抹一点油，手提面坨摊在锅上，一抹一转，再提起面坨，面皮烘干后即成春卷面皮。

4. 食用时，将每张春卷面皮包裹熟莴笋丝、折耳根段、熟藕丝、熟海带丝、熟土豆丝、黄瓜丝、麻辣豆腐丝、酸萝卜丝、熟绿豆芽、熟胡萝卜丝、藠头、凉面等配料。春卷的大头馅稍露出头，小头留空，包裹起来，似用棉被包小孩状，在春卷大头放入几颗脆臊，淋入调制好的蘸水食用即可。

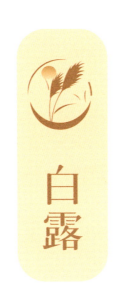

白露

◆ 节气特点

《月令七十二候集解》中说："白露，八月节。秋属金，金色白，阴气渐重，露凝而白也。"白露是典型的秋季节气，此时水土湿气凝而为露。白露是一年中昼夜温差最大的时候，此时温度下降，天气转凉，地面的水汽结露开始增多。俗话说"白露秋分夜，一夜冷一夜"，此时要注意添加衣物，穿衣服不能赤臂露体。饮食上应多吃润肺降燥的食物，宜吃平味甘温之物，避免鼻腔疾病、哮喘病和支气管病的发生。

◆ 节气养生

运动调养

白露时节正处于冷热交替的天气变化中，运动应以出汗但不感疲乏为宜，有助于增强心肺功能，促进体内气血通畅，增强御寒能力。因此，"动静相宜"为此时节最佳的运动养生方式。白露时节的运动可以侧重晨练，以提高自身的御寒能力。在选择运动项目上，应因人而异，慢跑、打球、做体操都是很好的选择。在运动之前一定要补充能量，防止出现不适症状。

饮食调养

白露时节，燥气当令，节令养生食谱当以润燥益气为核心。因为在夏季消耗的体力要靠这一时节增加营养来补充，所以此节气人们往往食欲大增。饮食宜用甘润平和之品，即"平补"，建议吃一些润肺止咳、祛痰平喘的食物。

白露时节
菜肴推荐

素瓜豆
双椒糯米笋
酸汤鸭火锅

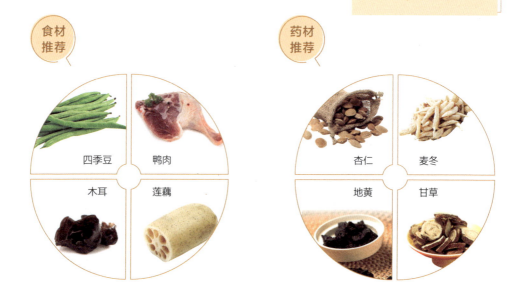

食材推荐

四季豆　　鸭肉

木耳　　莲藕

药材推荐

杏仁　　麦冬

地黄　　甘草

素瓜豆

俗话说"秋吃豆，赛过肉"，秋天吃豆更养人。四季豆一年四季都有，但夏秋季口感最好。四季豆可以强健脾胃、清热解毒、利水消肿。素瓜豆是贵州最为流行的素食汤菜，将四季豆、小嫩瓜简单一煮，另配上用煳辣椒面调制的蘸水，即成一款开胃爽口、解酒消腻的菜肴。素瓜豆是一道老少皆宜、深受百姓喜爱的家常菜肴，色泽清亮，瓜甜豆嫩，蘸食香辣。

用料

嫩四季豆200克，

小嫩瓜200克，

蒜米5克，

葱花3克，

煳辣椒面30克，

盐2克，

花椒粉1克，

酱油10克。

做法

① 四季豆摘去老筋，折成4~5厘米的长段，淘洗干净；小嫩瓜洗净，用手打破撇成小块；取一个小碗，放入煳辣椒面、蒜米、盐、花椒粉、酱油、葱花制成蘸水。

② 汤锅注入清水烧沸，下四季豆煮至八成熟，再下入小嫩瓜块，煮至瓜块熟透，离火晾凉，装入汤碗内，上桌时配煳辣椒蘸水蘸食即成。

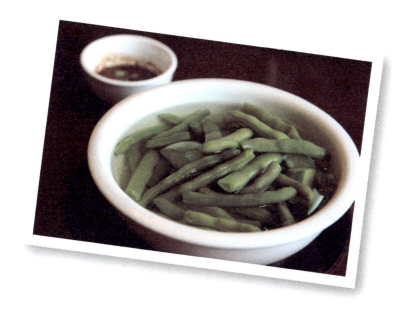

双椒糯米笋

在白露时节宜食用清淡、易消化且富含维生素的食物，竹笋就是佳选，竹笋味甘、微寒，具有清热化痰、益气和胃、利膈爽胃等功效。糯米笋是只选取笋尖最鲜嫩部分，经多道工序精制而成的特色菜肴。由于菜肴外观呈乳白色，保持了脆笋原色及营养成分，口感鲜嫩脆糯，因而被称为糯米笋，用小炒的方式入菜，成菜色泽清爽，糯香酥脆，鲜美适口，味甘微辣。

用料

糯米笋300克，

美人青椒50克，

美人红椒50克，

姜片3克，

蒜片5克，

盐3克，

胡椒粉1克，

白糖2克，

鲜汤50克，

熟猪油30克。

做法

① 将市场售卖的袋装糯米笋入沸水锅中焯水，捞出冲净；美人青椒、美人红椒分别洗净，切成斜刀片。

② 炒锅置旺火上，放入油烧至五成热，下入糯米笋爆至收紧，捞出控油。

③ 锅内放入熟猪油烧热，爆香姜片、蒜片，下入美人青椒片、美人红椒片炒出香味，投入爆好的糯米笋，掺入鲜汤，加盐、胡椒粉、白糖翻炒均匀，起锅装入盘内即成。

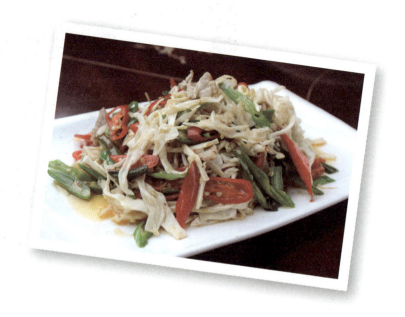

酸汤鸭火锅

白露时节要适当进补，但不宜过于油腻，因此吃鸭肉最为适宜，这里推荐一款特色酸汤鸭火锅，酸汤菜肴是贵州人较为喜爱的传统食品，红酸汤制作鸭火锅很受大众喜爱。菜品汤色红亮，肉质细嫩，酸鲜味美，微辣适口。

用料

土鸭2000克，

姜片10克，

木姜花5克，

红酸汤1000克，

木姜子10克，

青小米辣20克，

野生西红柿50克，

盐10克，

鸡精3克，

白酒15克，

鲜汤1000克。

做法

1. 老鸭宰杀洗净，倒入白酒，调入盐，加木姜子腌渍12小时，取出在通风处风干一天一夜，使鸭肉入味。

2. 炒锅上火烧热，下入姜片炒香，再下入红酸汤、鲜汤烧沸，放入鸭子，小火煮约40分钟至全熟，捞出剁成小块。

3. 另起锅下油，烧热，下入姜片、木姜花炒香，倒入鸭块、青小米辣、野生西红柿，倒入炖鸭汤，加盐、鸡精调味，倒入火锅上桌即成。

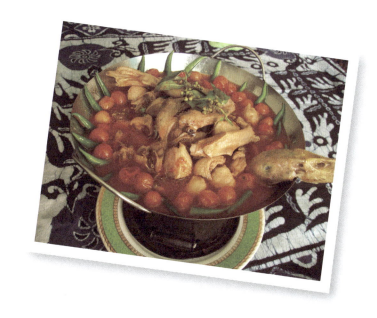

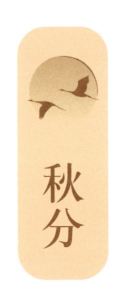

秋分

◆ 节气特点

"秋分"和"春分"都是古人最早确定的节气。秋分日后，北半球昼变短夜变长，天气变冷，降水量减少。《黄帝内经》中提出"秋冬养阴"的理念，即指在秋冬两季应当养护阴气，以适应自然界阴气渐长的规律，并为来年阳气的升发打好基础。秋分时节，秋风送爽，是身体感觉非常舒服的时节。秋分开始才真正进入到秋天，此时养生要注重阴阳平衡，不可有所偏颇。

◆ 节气养生

运动调养

秋分节气运动要选择较平缓、运动量不大的项目，可以做些御寒运动和有氧运动；也可以选择冷水锻炼的方法，如冷水游泳等。运动时，应根据自身的体质选择运动项目、强度和时间。老人、小孩以及身体虚弱的人不宜出汗过多，以免耗损阳气。在运动之前，一定要做好准备活动。随着秋季气温的降低，人体肌肉伸展度明显降低，韧带、关节的灵活度也降低，因此，做好准备活动，可以有效预防运动时产生的意外伤。

饮食调养

秋属肺金，酸味收敛补肺，辛味发散泻肺，秋日宜收不宜散，应适当多食酸味甘润的食物。同时秋燥津液易伤，根据个人体质可选用甘寒滋润之品。

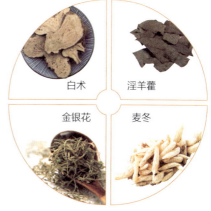

食材推荐

猪蹄　鸡肉

山药　莲藕

药材推荐

白术　淫羊藿

金银花　麦冬

青岩状元蹄

猪蹄为补血益精养生之佳品，日常食之可益精血、滋胃阴、润皮肤，且较肉尤补，适于精血不足体质、肌肤枯燥、产后虚弱，以及无病强身者食用。猪蹄中含有丰富的胶原蛋白，是构成肌腱、韧带及结缔组织主要的蛋白质成分，经常食用可很好地补充人体需要的蛋白质，并具有较好的美容养颜功效。猪蹄常见的入菜方式多为炖、卤、红烧、煲汤。青岩状元蹄即为卤猪蹄，是贵阳近郊青岩古镇的一道特色名小吃。本菜将猪蹄用独家配制的卤水卤制成熟，成菜色泽棕红，质地熟软，卤香醇厚，食肉啃骨，回味无穷。

用料

鲜猪脚5000克，
老姜300克，
大葱250克，
冰糖100克，
八角16克，
山柰20克，
香叶10克，
小茴香10克，
草果25克，
甘草30克，
丁香8克，
白豆蔻20克，
罗汉果30克，
砂仁20克，
花椒10克，
桂皮6克，
白芷30克，
盐30克，
料酒500克，
鲜汤5000克。

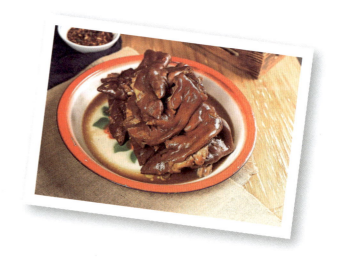

做法

1. 鲜猪脚烧尽余毛，使皮至焦黑，用温水浸泡片刻，刮净并清除污物，一剖为二，入沸水锅中加料酒焯透，捞出用清水冲净；将八角、山柰、香叶、小茴香、草果、甘草、丁香、白豆蔻、罗汉果、砂仁、花椒、桂皮、白芷用纱布包扎，制成香料包，放入清水中浸泡15分钟。

2. 炒锅置中火上，放入油烧热，下入冰糖炒出糖色，加入鲜汤，烧沸后倒入砂锅内或不锈钢桶内，加料酒、老姜、大葱、香料包，调入盐，煮至有卤香气味。把洗净的猪脚下入卤水锅中，用小火慢炖2~2.5小时，离火浸泡30分钟，捞出装入盘内即成。

风味藕盒

入秋之后莲藕大量上市，多食用莲藕能起到养阴清热、润燥止渴的作用。俗话说"荷莲一身宝，秋藕最补人"，藕肉易于消化，适宜老少滋补。生藕性寒，生食有清热除烦、凉血止血及散瘀之功；熟藕性温，有补心生血、滋养强壮及健脾胃之效。风味藕盒是餐桌上既美味又健康的特色菜肴，外酥里嫩，辣爽鲜香，糟辣味浓。

用料

莲藕250克，

猪肉150克，

鸡蛋3个，

干细淀粉100克，

姜末8克，

蒜末10克，

尖椒80克，

葱花20克，

糟辣椒30克，

雪里蕻30克，

盐2克，

酱油10克，

白糖15克，

醋20克，

味精1克，

水淀粉20克，

鲜汤200克，

食用油300克（实用100克），

香油2克。

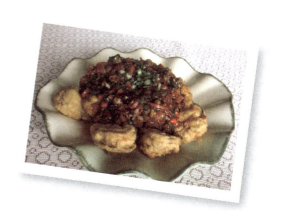

做法

① 用鸡蛋与干细淀粉调成全蛋糊；尖椒洗净切成细颗粒状；雪里蕻切成碎粒；猪肉剁成肉末放入碗内，加盐、水淀粉拌匀成肉馅；莲藕刮去外皮，横切成片，然后将肉馅分别装入藕片中制成夹心藕夹。

② 将盐、酱油、白糖、味精、醋、水淀粉、鲜汤放入碗中调成芡汁。

③ 锅置火上加油，烧至六成热，将夹心藕盒均匀粘裹全蛋糊，逐个放入油锅内，炸至成熟捞出；将锅中油温烧至八成热，将藕盒倒入重新炸至金黄色且外皮酥脆，捞出装盘。

④ 锅留底油烧至五成热，下姜末、蒜末炒香，加入糟辣椒、尖椒粒、雪里蕻碎粒，炒至油色微红，倒入芡汁炒匀，待收汁后撒葱花，淋香油，炒匀起锅，浇在藕盒上即成。

火锅 清炖乌鸡

秋分时节要特别注重保养内守之阴气，起居、饮食、精神、运动等方面皆不能离开"养收"这一原则。秋分需防燥凉，对于那些阴气不足而阳气有余的老年人，宜采用清补的方式进补，食用乌鸡就符合这一养生原则。乌鸡又称乌骨鸡，是一种自养家禽，民间已经有2000年的饲养历史，乌鸡的嘴、眼、脚、外皮、骨头和部分内脏都是乌黑色的。乌鸡肉质细嫩，鲜香味美，营养价值高于普通鸡肉，而且具有一定的药用和食疗作用，是人们常说的名贵食疗珍禽。清炖乌鸡老少咸宜，汤色油黄，肉质软糯，汤鲜味美，营养丰富。

用料

乌鸡1只（约
2500克），
姜块30克，
香葱段5克，
盐10克，
胡椒面3克。

做法

① 乌鸡宰杀、煺毛、剖腹、去内脏、洗净，留鸡肝、鸡胗、鸡肠分别洗净，鸡肉冲净后沥干水分，斩成大小一致的块状。

② 鸡块、鸡肝、鸡胗、鸡肠入炖锅内，注入清水大火烧沸后，撇去浮沫，加姜块，转小火慢慢炖至熟软，加盐调味，再炖10分钟入味，离火舀入火锅内，撒上香葱段，加入胡椒面，上桌开火食用即成。

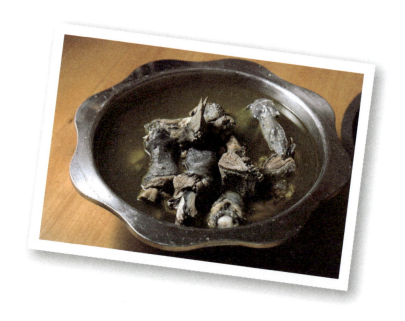

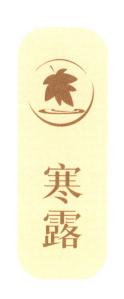

寒露

◆ 节气特点

白露时节是炎热到凉爽的转折点，而寒露就是凉爽到寒冷的转折点。进入寒露节气，天气逐渐转冷，昼夜温差较大。《月令七十二候集解》认为"九月节，露气寒冷，将凝结也"，意思是寒露气温比白露时更低，地面的晨露快要凝结了。随着寒露的到来，万物随寒气增加而逐渐凋零。在自然界中，阴阳之气开始转变，人体的生理活动也要适应自然界的变化，以确保体内的阴阳平衡，这一节气应注意养阴防燥、润肺益胃。此时气候最大的特点是"燥"，而燥邪最易伤肺伤胃，宜加强营养，多吃温热之物，同时避免剧烈运动、过度劳累等，以免耗散精气津液。

◆ 节气养生

运动调养

寒露时节坚持运动，不仅可以增强体质，为冬季御寒做准备，还可以缓解秋季抑郁的心情。五禽戏是一种动静结合、内外兼修的仿生功法。五禽戏的五戏恰好与五脏相对应，虎戏练肾，经常练习可以补肾益气、强筋健骨，使人精力旺盛，同时还能缓解腰酸背痛等；鹿戏练肝，经常练习可疏通肝气，令肝脏功能恢复正常，肝脏不好的人，练习鹿戏很有帮助；熊戏练脾，经常练习可以增强脾的运化功能，胃痛、胃酸过多、胃胀、便秘、腹泻等症状可得到改善；猿戏练心，经常练习能养心补脑，使人头脑灵活，记忆力增强；鸟戏练肺，经常练习能补肺宽肠，调和呼吸，疏通经络。

饮食调养

古人云："秋之燥，宜食麻以润燥。"在寒露节气中，应多食用芝麻、蜂蜜、乳制品等柔润食物。

**寒露时节
菜肴推荐**

苦蒜拌折耳根
炝炒牛肉末
糟辣鸡火锅

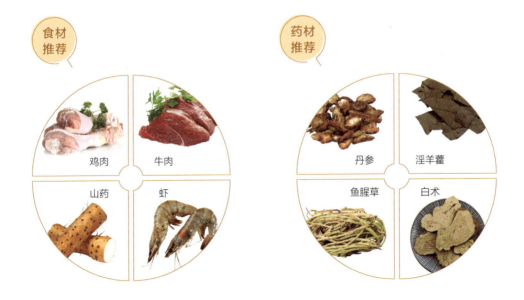

食材推荐

鸡肉　牛肉
山药　虾

药材推荐

丹参　淫羊藿
鱼腥草　白术

折耳根 苦蒜拌

苦蒜学名薤白，是一种石蒜科葱属植物，既可作蔬菜食用，也可当作药物入药。中医主要用于温中散结、宽胸通阳、健胃祛湿等。折耳根和苦蒜都是药食两用食材。苦蒜拌折耳根是最为经典的搭配入菜方式，制作简单且深受人们喜爱，是百姓餐桌上最为常见的美味佐餐菜肴。成菜色泽清爽，质地脆嫩，香辣酸鲜，口感清香，开胃爽口。

用料

折耳根200克，

苦蒜50克，

酸萝卜30克，

姜米5克，

蒜米8克，

糊辣椒面20克，

盐2克，

白糖2克，

花椒粉2克，

酱油8克，

陈醋3克，

香油1克。

做法

1. 折耳根摘去老根及须毛，洗净后切成1厘米的段，放入盛器内加盐搅拌，腌渍片刻；苦蒜洗净，切成小段；酸萝卜切成颗粒状。

2. 将腌渍好的折耳根滗去水分，加苦蒜段、糊辣椒面、姜米、蒜米、盐、白糖、花椒粉、酱油、陈醋搅拌均匀，淋入香油拌匀，装入盘内即成。

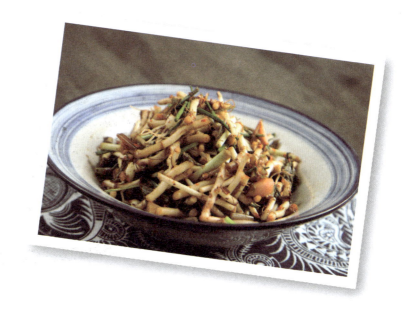

炝炒牛肉末

寒露宜食有补气填精、滋养强壮作用的食物，如牛肉。牛肉含有丰富的蛋白质，氨基酸结构比猪肉更接近人体需要，能提高人体抗病能力，具有温补脾胃、益气养血、强壮筋骨的功效。寒露时节食牛肉可暖胃温补。本菜选用了放养黄牛肉和小芹菜一同入菜，并用干辣椒段炝炒调味，是黔味菜肴的经典烹饪方式，菜色清爽，质地鲜嫩，炝辣美味，佐餐佳肴。

用料

净瘦牛肉200克，

姜片3克，

蒜片5克，

蒜苗25克，

干辣椒段15克，

盐3克，

胡椒粉1克，

白糖1克，

酱油5克。

做法

① 把净瘦牛肉治净，剁成肉末；蒜苗洗净，切成小段。

② 炒锅置旺火上，放入油烧热，下入牛肉末煸炒至松散熟透，捞出控油。

③ 锅内留底油烧热，炝香干辣椒段，加姜片、蒜片炒香，投入煸炒好的熟牛肉末，加盐、酱油、胡椒粉、白糖翻炒均匀，撒入蒜苗段炒匀，起锅装入盘内即成。

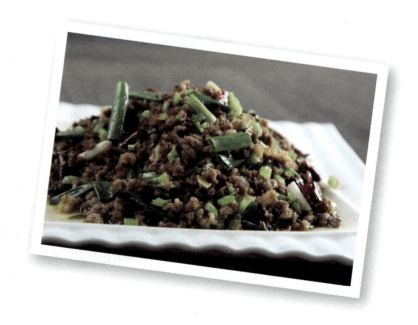

糟辣鸡火锅

糟辣鸡火锅是贵州辣子鸡火锅的特殊食用方法，调味选用了贵州特色调味品糟辣椒。这道菜将香辣味型改良为糟辣味型，是一款地道的黔味菜肴，正是应了那一句广为流传的俗语"无糟辣不黔菜"。糟辣鸡火锅的推出，让吃惯了香辣味辣子鸡的人们，品尝到另一个味型的美味鸡火锅。糟辣鸡火锅油色红亮，肉质软糯，糟辣味浓，酸麻适中。

用料

土公鸡1只（约2500克），
姜片30克，
蒜瓣100克，
蒜苗10克，
糟辣椒100克，
干辣椒30克，
花椒5克，
盐4克，
胡椒粉2克，
白糖2克，
酱油10克，
料酒25克，
香油10克，
鲜汤250克。

做法

① 农家养殖土公鸡宰杀治净，斩成小块；干辣椒切成斜刀段；蒜苗洗净，切成小段。

② 炒锅置旺火上，放入熟菜籽油烧至七成热，下入鸡块爆至脱骨，捞出控油。

③ 锅内留底油加热，爆香姜片、蒜瓣，加干辣椒段、花椒略炒一下，下入糟辣椒炒出香味，投入爆好的鸡块，调入盐、胡椒粉、白糖、酱油、料酒、香油，炒至香味四溢，掺入鲜汤，起锅将鸡块倒入高压锅内，盖上盖置中火上，转气后用小火压15分钟熟透，离火晾凉，开盖倒入火锅内，撒入蒜苗段，上桌开火食用即成。

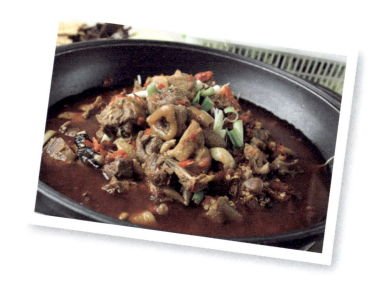

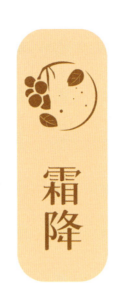

霜降

◆ 节气特点

　　霜降是秋天最后一个节气，是秋天向冬天的过渡。霜降过后天气越来越寒冷，从这一天开始，夜晚下霜，晨起阴冷，温差最大，霜降节气会出现"千树扫作一盘黄"的景象。此时昼夜温差变化增大，人们要及时添加衣服，注意脚部和胃部的保暖，同时要加强体育锻炼，做好御寒准备，预防感冒。另外还要保持良好的心态，避免触景生情，加剧忧思。

◆ 节气养生

运动调养

　　霜降时节的运动量不宜过大，也不宜太激烈，以微微出汗为宜。长期坚持锻炼的人可根据自身情况加以调节。霜降时节，温度下降，老年人在运动时，不宜做屈膝时间较长的运动，应尽量减少膝关节的负担，切不可运动过量。此外，老年人还应注意膝关节保暖。霜降前后雾气增多，早晨可能会出现霜冻现象，宜推迟晨练时间，尽量少吸入冷空气。在运动前需做准备活动，如踝关节、膝关节、髋关节的活动，还有韧带的拉伸等；可适当加大关节的运动幅度，促进血液循环，更好地保护关节。

运动调养

霜降时节应根据自身状况，选择具有生津润燥、宣肺止咳作用的食物，应多喝水、食粥及其他滋润温补的食物，以达到生津润燥、固肾补肺、滋阴健脾的效果。

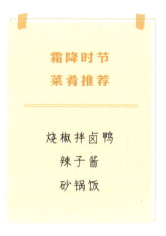

霜降时节
菜肴推荐

烧椒拌卤鸭
辣子酱
砂锅饭

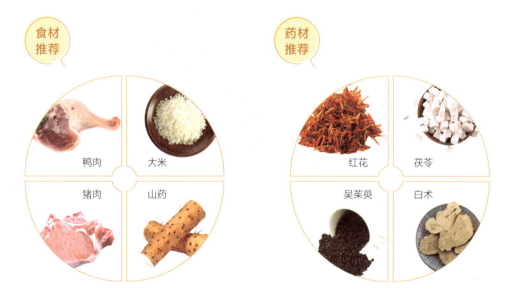

食材推荐

鸭肉　　大米

猪肉　　山药

药材推荐

红花　　茯苓

吴茱萸　白术

烧椒拌卤鸭

传统认为，霜降这一天要进食补品，俗话说"一年补通通，不如补霜降"。最常见的补品就是鸭肉了，秋季的鸭子肉质肥美，营养丰富，能及时补充人体必需的蛋白质、维生素和矿物质。鸭肉性寒凉，特别适合体热上火者食用，秋季润燥也可首选吃鸭。烧椒拌卤鸭是一款地道的黔味菜肴，即鸭子先卤后用烧椒调拌，成菜色泽酱棕，肉质鲜嫩，卤香味美，烧椒香辣。

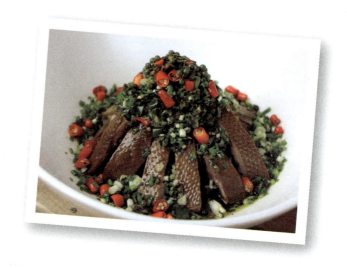

用料

土鸭半只（约700克），
青笋200克，
青线椒150克，
小尖红椒50克，
蒜米10克，
葱花5克，
鲜花椒5克，
盐2克，
味精2克，
自制酱色卤水250克。

做法

1 土鸭治净，放入沸水锅中焯水，捞出用清水冲净，再放入自制酱色卤水锅中，卤制熟透，浸泡入味；青笋去皮，洗净，切成一字条，放入沸水锅中加盐焯水，捞出用凉水浸泡凉后，沥干水分，装入盘内垫底；青线椒放在火上烤至表面焦黑熟软，撕去表皮，切成碎粒状；小尖红椒洗净，切成颗粒状。

2 将浸泡好的土鸭斩成条块状，整齐码放在盘内的青笋条上；烧椒碎粒加蒜米、盐、味精搅拌入味，倒入鸭块上。

3 炒锅置旺火上，放入少量食用油烧热，下入小尖红椒颗粒、鲜花椒，起锅迅速倒入盘内的鸭块烧椒上炝香，撒入葱花即成。

辣子酱

辣子酱是一道贵州传统名菜，也被称为香辣臊子，据说从清代起就有此菜。辣子酱的主要食材是猪五花肉，辅料为油炸花生、糍粑辣椒、豆瓣酱、甜面酱等，既是下酒佐餐菜肴，也是粉面的配臊，香辣味美。辣子酱色泽棕红，质地软绵，酸甜略辣，酱香浓郁，回味悠长。

用料

猪五花肉300克，

油炸花生100克，

姜片5克，

蒜片8克，

蒜苗30克，

糍粑辣椒50克，

豆瓣酱20克，

甜面酱30克，

盐1克，

白糖3克，

料酒10克，

酱油5克，

陈醋5克，

红油30克。

做法

① 猪五花肉去皮，洗净，切成小方丁；蒜苗洗净，切成小段。

② 炒锅置旺火上，放油烧热，下入五花肉丁炒至吐油且表面金黄，滗去多余的油。锅内的肉臊加姜片、盐，用小火继续炒至略干，把甜面酱分三次倒入锅里，每次倒入少量，铲匀，再放入料酒、酱油、陈醋炒至汤汁收干呈棕黑色，即成软臊。

③ 炒锅放入油烧热，爆香姜片、蒜片，下入糍粑辣椒、豆瓣酱、甜面酱炒至香味并出油红，投入软臊，烹入料酒，加盐、白糖翻炒均匀，撒入蒜苗段、油炸花生米炒匀，淋入红油，起锅装入盘内即成。

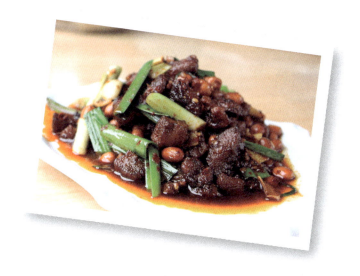

砂锅饭

砂锅饭风格独特，味美价廉，受到越来越多的群众喜爱。砂锅饭应趁热吃，香气扑鼻，甜咸适度，十分可口。如佐以凉拌折耳根、牛肉干等小菜，味道更佳。

用料

香米100克，

香肠片30克，

瘦肉片25克，

粉蒸肉15克，

香干10克，

鲜豌豆10克，

折耳根颗粒5克，

熟土豆粒50克，

豌豆苗5克，

葱花3克，

猪油10克，

盐1克，

鸡精1克，

花椒面1克，

糊辣椒面3克，

酱油2克，

酸菜汤1碗。

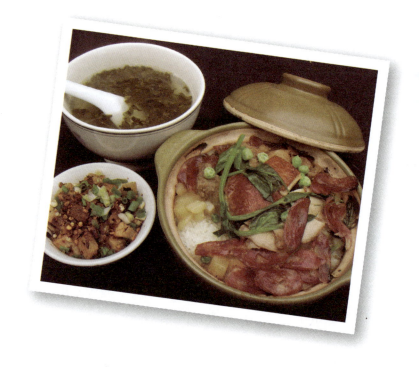

做法

1. 香米淘洗干净，放入砂锅中加盐拌匀，加适量清水焖煮至饭收水。

2. 在米饭上放香肠片、瘦肉片、粉蒸肉、香干、熟土豆粒、鲜豌豆，加上猪油，再用小火焖至香气四溢、米饭油亮，放上豌豆苗上桌。

3. 将酸菜汤、折耳根颗粒、熟土豆粒、葱花、花椒面、糊辣椒面、酱油、鸡精放在小碗内拌匀，上桌食用即成。

冬季篇

养肾藏精

冬三月，此为闭藏。水冰地坼，勿扰乎阳，早卧晚起，必待日光，使志若伏若匿，若有私意，若已有得，去寒就温，无泄皮肤，使气亟夺。此冬气之应，养藏之道也；逆之则伤肾，春为痿厥，奉生者少。

——《素问·四气调神大论》

冬季·养生锦囊

冬季宜养藏

冬天天气寒冷，此时应注意保护阳气，早睡晚起。注意避寒就温，不让皮肤开泄出汗，以免闭藏的阳气频频耗损。

冬季宜养肾

肾含真阴真阳，五脏之阴非肾阴不能滋，五脏之阳非肾阳不能养；肾阴为生命发育的基本物质，肾阳是活动的基本动力；肾阴是肾阳的物质基础，肾阳是肾阴的功能表现。冬季五脏与肾相对应，因此冬季养生的重点是调摄肾之阴阳。

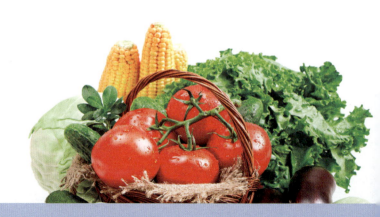

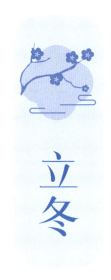

立冬

节气特点

"立冬"标志着万物进入休养、收藏状态，蛰虫开始休眠，为渡过寒冷的冬天做好充分准备。《黄帝内经》中提到"冬三月，此谓闭藏"，指的就是冬季三个月，是万物生机潜伏闭藏的季节。立冬的到来，不仅预示冬季的开始，还象征万物活动趋向休止，因此冬天的养生应该顺应自然"养藏"的规律。在饮食养生方面，应少食咸，多吃苦味的食物，正如《四时调摄笺》里所说："冬月肾水味咸，恐水克火，故宜养心。"

节气养生

运动调养

立冬后温度降低，运动结束后，将汗擦干再更换衣物。室内锻炼时，要保持空气畅通，以免在运动过程中出现头晕的现象。冬季在室外运动时，可能会遇上风沙天气，如果用口直接吸气，可能会将风沙直接吸入。因此，最好用鼻腔呼吸或是用鼻腔吸气、口呼气，以减少疾病的发生。运动前要做好准备活动，防止肌肉拉伤或关节损伤。

饮食调养

中医认为"寒为阴邪,常伤阳气",立冬后的养生切记"养藏"两个字。饮食调养要遵循"秋冬养阴""无扰乎阳""虚者补之,寒者温之"的古训,随四时气候的变化而调节饮食。宜多吃热量高的食物。

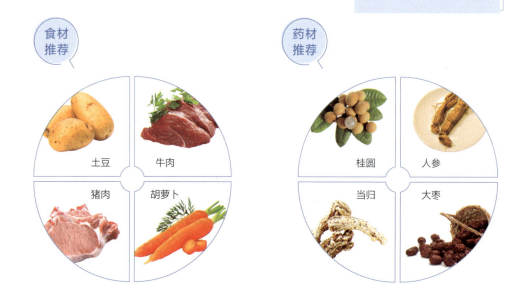

食材推荐

土豆 牛肉 猪肉 胡萝卜

药材推荐

桂圆 人参 当归 大枣

洋芋粑

土豆具有健脾养胃、利水消肿、益气和中的功效。土豆富含膳食纤维和钾，心脑血管病患者常吃，可以补钾利尿，促进胆固醇的代谢，从而有利于改善心肌功能，预防动脉粥样硬化等心脑血管疾病。在贵州，土豆又称为洋芋，洋芋粑是最受欢迎的特色小吃，两面金黄，外脆里软，香辣爽口。

用料

洋芋300克，

脆臊5克，

盐2克，

五香辣椒面5克，

甜面酱5克，

酸萝卜粒10克，

葱花2克。

做法

① 带皮洋芋洗净表面泥沙，放入清水锅中煮15分钟至半熟，捞出再放入高压锅内压5分钟至熟透，晾凉，熟洋芋撕去表皮，压碎搅蓉，加盐搅拌均匀，制成洋芋泥熟坯，取洋芋泥100克放入模具中，压成2厘米厚的饼状。

② 烙锅置中火上，放入熟菜籽油烧热，将洋芋粑逐个下入锅中，两面分别烙制成金黄色，盛出放入盛器内，撒入酸萝卜粒、五香辣椒面、葱花、甜面酱、脆臊即成。

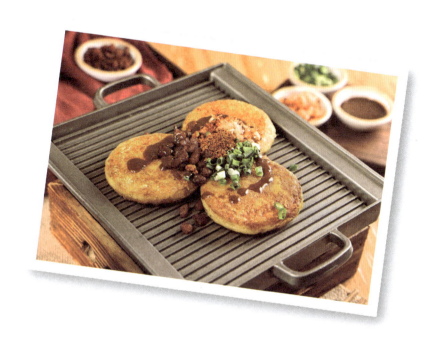

黄焖带皮牛肉火锅

《本草纲目》中指出，牛肉能"安中益气、养脾胃、补虚健体、强筋骨、消水肿、除湿气"。牛肉含有丰富的蛋白质，其氨基酸组成比猪肉更接近人体需要，更易被人体吸收。牛肉为冬季补益佳品，属于肉类食材之上品。本菜的主食材为放养带皮黄牛肉，用糍粑辣椒调味，制作成黄焖牛肉火锅，是一道倍受喜爱的美味火锅，色泽棕红，软糯耐嚼，香辣味醇，油而不腻。

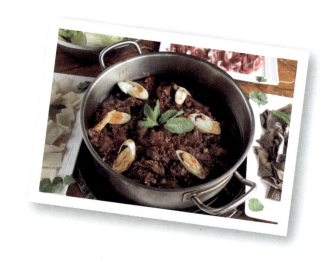

用料

带皮牛肉1000克，

肥牛肉片300克，

毛肚300克，

牛黄喉300克，

白萝卜300克，

大葱30克，

姜片30克，

蒜瓣50克，

糍粑辣椒100克，

豆瓣酱30克，

花椒5克，

盐4克，

胡椒粉3克，

白糖5克，

五香粉8克，

酱油15克，

料酒50克，

鲜汤1000克。

做法

1. 带皮牛肉治净，切成3厘米见方的块状，入沸水锅中，加料酒焯水，捞出用清水冲净；大葱洗净，切斜刀片；白萝卜去皮，洗净后切一字条，放入火锅内垫底。

2. 炒锅置旺火上，放入油烧热，下入牛肉块煸炒至水分略干，捞出。

3. 锅内放入油烧热，下豆瓣酱、糍粑辣椒炒至熟，加姜片、蒜瓣、花椒炒出香味，投入煸炒好的牛肉块，掺入鲜汤，加盐、白糖、五香粉、胡椒粉、酱油调味，倒入高压锅内，盖上盖，冒气后用小火焖20分钟至熟软，离火晾凉，放入垫有白萝卜条的火锅内，撒上大葱片，配肥牛肉片、毛肚、牛黄喉，上桌开火食用即成。

黑猪肉蒸饺

民间食俗有立冬要吃饺子一说，立冬处于秋冬季节之交，故"交"子之时的饺子不能不吃。黑猪肉蒸饺选用了黑猪肉入馅，黑猪肉肉质细腻，鲜香味美，汤汁浓郁，脂香四溢。黑猪肉蒸饺造型美观，色泽黄亮，皮薄馅香，蘸水香辣。

用料

精面粉250克，

黑猪肥瘦肉100克，

圆白菜150克，

蒜米3克，

葱花3克，

油辣椒30克，

盐3克，

白糖2克，

胡椒粉1克，

香辛料3克，

花椒粉1克，

生抽10克，

姜葱水30克，

料酒5克，

熟猪油15克，

熟菜油10克。

做法

① 将精面粉放置在案板上，中间扒开一个坑，放入开水慢慢地搅成团，加熟猪油揉匀，至表面光滑，制成烫面，用湿布盖住。

② 黑猪肥瘦肉剁成肉末，放入盛器内；圆白菜洗净，在沸水锅中焯一下捞起，切成碎末，挤干水分，放入盛器内，加姜葱水、盐、胡椒粉、香辛料、白糖、生抽、料酒、熟菜油拌匀成馅料；取一个小碗，分别放入油辣椒、蒜米、盐、花椒粉、生抽、葱花，制成油辣椒蘸水。

③ 将烫面团揉光后搓成长条，用手摘成数个小面剂，擀成直径约10厘米的圆皮，包入馅料，捏成半月牙形饺子生坯，放入已上汽的蒸笼内，蒸约12分钟至熟，上桌后配一份油辣椒蘸水即成。

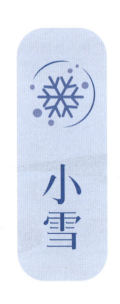

小雪

● 节气特点

《群芳谱》中说："小雪气寒而将雪矣，地寒未甚而雪未大也。"意思说由于天气寒冷，降水形式由雨变为雪，但这时地面温度还不够低，故雪量不大，所以称为小雪。《素问》中说："虚邪贼风，避之有时；恬淡虚无，真气从之，精神内守，病安从来?"这就是说要顺应自然的变化，避免邪气侵入，养生要宜静戒燥；小雪时节，天气时常会阴冷晦暗，人们的心情也会因天气的影响而引起喜、怒、忧、思等的变化，使脏腑气血功能发生紊乱，导致疾病的发生。

● 节气养生

运动调养

小雪时节的运动应以平缓为主，如快走、健身操、舞蹈等。运动时间最好安排在日出后或下午；晨练时间不应太早，而且雾天、雪天的早晨不宜锻炼。此时节的准备活动时间应适当延长，因为温度较低时人体的血管会收缩，肌肉也会紧绷。延长准备活动时间，可使身体逐渐发热，进入运动前状态。

饮食调养

小雪时节的天气时常阴冷晦暗，此时人们的心情也会受其影响，医学家孙思邈在《备急千金要方》中说："食能祛邪而安脏腑，悦神，爽志，以资气血。"因此，小雪节气的饮食调养重在"使神悦，使志爽"。

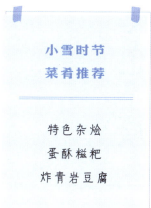

小雪时节
菜肴推荐

特色杂烩
蛋酥糍粑
炸青岩豆腐

食材
推荐

药材
推荐

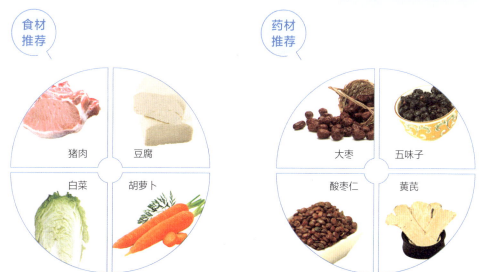

猪肉　　　豆腐

白菜　　　胡萝卜

大枣　　　五味子

酸枣仁　　黄芪

特色杂烩

在每年的小雪前后，贵州少数民族都要开始一年一度的"杀年猪，迎新年"民俗活动，给寒冷的冬天增添了热烈的气氛。特色杂烩的菜品食材，来自于现杀的农家自喂养猪的猪肚、心、肺、大肠、粉肠、黄喉等，经清洗治净，配筒子骨精心炖熬成菜，并配煳辣椒蘸水一同食用，是"杀年猪，迎新年"时招待亲朋好友的美味佳肴，很适宜冬季养生。菜品汤鲜味美，质地熟软，咸鲜味美，蘸食香辣，开胃爽口，营养丰富。

用料

筒子骨1根，
猪肚300克，
猪心200克，
猪肺300克，
大肠300克，
粉肠300克，
黄喉150克，
陈皮30克，
姜片25克，
香葱段10克，
蒜米5克，
葱花5克，
干辣椒10克，
煳辣椒面30克，
盐8克，
胡椒粉2克，
花椒粉1克，
酱油10克，
料酒100克。

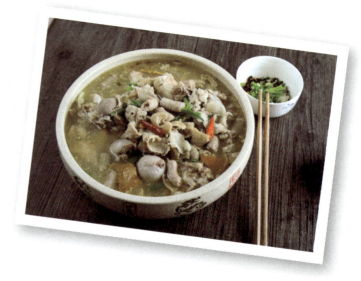

做法

1. 筒子骨洗净，破开对半；猪肚、猪心、猪肺、大肠、粉肠、黄喉分别治净，切成小块；取一小碗，分别加入煳辣椒面、蒜米、盐、花椒粉、酱油、葱花兑成蘸水。

2. 炒锅置旺火上，加入清水烧沸，加料酒，下入主料焯水，捞出用清水冲净，控水。

3. 将主料装入陶瓷砂锅内，加陈皮、姜片、干辣椒，掺入清水烧沸后，撇去浮沫，用小火慢炖2小时至熟透，加盐、胡椒粉再炖5分钟至入味，离火盛入汤钵内，撒香葱段，上桌时配上煳辣椒蘸水即成。

蛋酥糍粑

糍粑是流行于贵州的传统食品，进入冬季，百姓都要打糍粑，糍粑也是过年时不可或缺的美食之一。将熟糯米饭放到石槽或木槽里，用石锤或木锤捣成泥状即成，可趁热食用，也可做成饼状，待冷却后切成片，下油锅炸软后食用。蛋酥糍粑是将切成片的糍粑包裹上鸡蛋液，下油锅炸至金黄且软的状态，配酥麻面、熟黄豆面、酥花生碎米、熟白芝麻面、黄糖调制的蘸料食用。在酒宴餐桌上既是小吃，也可当作菜肴，老少皆宜，人人爱吃。成菜色泽金黄，外酥里糯，蘸料香甜，佐餐佳肴。

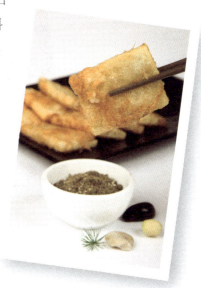

用料

白糯米500克，

鸡蛋2个，

酥麻面15克，

熟黄豆面15克，

酥花生碎米6克，

熟白芝麻面3克，

黄糖粉5克，

盐0.5克。

做法

1. 白糯米淘洗干净，用温水浸泡6小时以上，再次淘洗，控水，放入铺有纱布的蒸锅内蒸40～60分钟至熟透。取出倒入石对窝（擂钵）内，用竹杆用力舂至黏稠，直到未见米粒，制成软糍粑。

2. 将糍粑放入托盘内，晾至坚硬，放入水中浸泡保养。食用时取出，切成厚片，鸡蛋打入碗内加盐搅拌均匀。

3. 取一小碗，分别放入酥麻面、熟黄豆面、酥花生碎米、熟白芝麻面、黄糖粉，搅拌均匀成黄豆面蘸料。

4. 炒锅置旺火上，放油烧至六成热，将糍粑片挂上鸡蛋液，下入油锅中，炸至金黄色，浮起后捞出控油，装入盘内，配上制作好的黄豆面蘸料，上桌蘸食即成。

炸青岩豆腐

青岩豆腐是贵阳特别有名的豆制品，由于青岩古镇水质独特，做出的豆腐具有豆香浓郁、绵韧适口、内如鸡丝、嚼劲十足等特点。炸青岩豆腐既是特色小吃，又是美味下酒佳肴，色泽金黄，干香适口，绵韧耐嚼，蘸料香辣，为下酒佳肴。

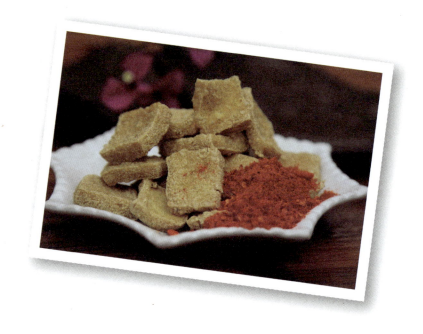

用料

青岩豆腐200克，
五香辣椒面30克。

做法

炒锅置旺火上，放入熟菜籽油烧至六成热，逐片下青岩豆腐炸至金黄色，捞出控油，装入盘内，撒入五香辣椒面即成。

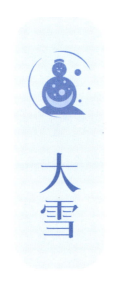

大雪

❆ 节气特点

古人云："大者，盛也，至此而雪盛也。"大雪意味着天气越来越冷，降雪量也越来越大。大雪时节，大风、大雪会时常出现，气温骤降，呼吸道疾病比平日多，应注意避免风邪和寒邪的侵入。养生应遵循《黄帝内经》"早卧晚起，必待日光"的原则，保证充足睡眠。早睡可养人体阳气，保持身体的温热；晚起可养阴气，待日出而起，可躲避严寒，用冬眠状态养精蓄锐，为来年春天生机勃发做好准备。

❆ 节气养生

运动调养

大雪时节，如果不想去室外活动，可以试试瑜伽。瑜伽是一种健康的运动方式。瑜伽的调息法可以让身体充分吸收氧气，增加体内含氧量，使血液顺畅地流到身体各部位，从而达到提高人体免疫力的目的。

饮食调养

此节气忌生冷食物，宜进食一些具有温补作用的膳食，以助阳气升发，促进血液循环，达到养肾祛寒、强健身体的作用。饮食方面应注意温补助阳、补肾壮骨、养阴益精。

大雪时节
菜肴推荐

糟香茄盒
酸汤牛肉
砂锅粉

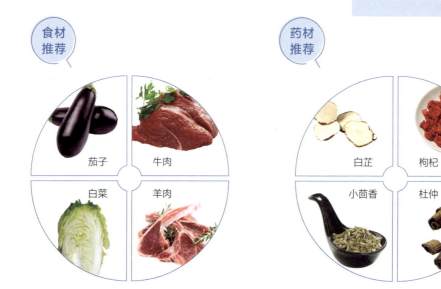

食材
推荐

茄子	牛肉
白菜	羊肉

药材
推荐

白芷	枸杞
小茴香	杜仲

糟香茄盒

茄子所含营养物质对心脑血管有益，是冬季经常食用的蔬菜之一。将茄子制作成茄盒是广泛流行的烹饪入菜方式，茄盒用糟辣椒调制成糟辣味汁浇淋调味，老少皆宜，人人爱吃，色泽鲜艳，外脆里嫩，酸辣略甜，糟香浓郁。

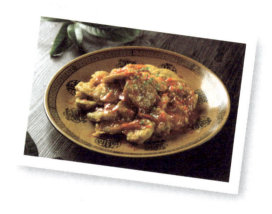

用料

长茄子250克，
猪肉100克，
鸡蛋2个，
干淀粉100克，
面粉20克，
姜米8克，
蒜米12克，
葱花3克，
糟辣椒30克，
盐4克，
胡椒粉1克，
白糖5克，
陈醋5克，
水淀粉15克，
鲜汤50克，
香油2克。

做法

1. 把长茄子洗净，切成两刀一断的连刀片，用冷水浸泡片刻；猪肉治净，剁成肉末，放入盛器内，加入姜米、盐、胡椒粉、葱花搅拌入味成肉馅。

2. 取一盛器，磕入鸡蛋打匀，加入干淀粉、面粉、盐、少许清水、少许油调制成全蛋糊。将浸泡的茄子取出，用吸水纸吸干水分，将拌制好的肉馅夹入茄子内，制成生坯。

3. 炒锅置旺火上，放入油烧至六成热，将茄子生坯挂上全蛋糊，下入油锅内炸至外壳定形，捞出。

4. 将油烧至八成热，第二次下入定形好的茄盒，炸至金黄色且外皮酥脆，捞出控油，装入盘内。

5. 锅内留底油，烧热，下入糟辣椒炒香，放姜米、蒜米略炒出香味，烹入鲜汤烧沸，加入盐、白糖、陈醋，烧入小荔枝味，勾入水淀粉收汁，淋入香油，起锅浇至茄盒上，撒入葱花即成。

酸汤牛肉

冬季应多吃富含蛋白质、维生素和易于消化的食物，这道牛肉菜肴选用贵州特色调味品红酸汤煮制牛肉，将适用于西式菜品的雪花牛肉制作成黔式风味的特色菜肴，较有新意。成菜汤色红亮，肉质细嫩，入口爽滑，肥而不腻，酸鲜味浓。

用料

雪花牛肉300克，

金针菇150克，

绿豆芽200克，

鸡蛋1个，

香菜段5克，

泡椒西红柿酱200克，

红酸汤1500克，

木姜子5克，

盐3克，

白糖2克，

胡椒粉1克，

白醋10克，

水淀粉15克，

料酒8克，

木姜子油2克。

做法

1. 雪花牛肉去掉筋膜，切成大片，放入清水中冲净血水，排酸，控干水分后放入盛器内，加盐、料酒、胡椒粉、白糖、水淀粉搅拌均匀，打入鸡蛋清，顺时针方向搅拌上劲，码味上浆；金针菇、绿豆芽分别洗净，入沸水锅中加盐焯水，捞出晾凉。

2. 炒锅置旺火上，放入清水，下入雪花牛肉焯水。

3. 另取炒锅放油烧热，下入泡椒西红柿酱炒出香味，掺入红酸汤烧沸，加盐、胡椒粉、白糖、白醋、木姜子油调味，用漏勺捞出渣料去掉，下入金针菇、绿豆芽、木姜子略煮入味，捞出装入小碗内垫底。酸汤锅中继续放入牛肉片煮至入味，捞出装入小碗内，浇淋酸汤，撒入香菜段即成。

砂锅粉

砂锅粉是贵州常见的一种小锅美食，口味多样，冬季尤其受欢迎。砂锅粉在食用时，将砂锅端上桌，上桌后锅里的汤汁还在上下翻滚，吱吱作响，热气腾腾，宛如吃火锅一般，人们吃完砂锅粉，砂锅还有余温。冬天吃砂锅粉，具有驱寒暖胃之功效，特别是感冒的人，吃完后大汗淋漓，周身痛快。此菜汤色红亮，粉嫩爽滑，臊子鲜嫩，酸鲜爽口。

用料

猪肉末100克，

米粉150克，

鹌鹑蛋1个，

水发香菇5克，

红酸汤150克，

火腿肠片15克，

泡豆腐3克，

豌豆苗5克，

姜丝2克，

香菜3克，

盐1克，

酱油2克，

味精1克，

鸡精2克，

辣椒粉1克，

淀粉3克，

红油5克。

做法

1. 猪肉末加盐、酱油、味精、淀粉一起拌匀，挤成肉丸待用；鹌鹑蛋煮熟去皮。

2. 砂锅放油烧至六成热，下姜丝、辣椒粉，翻炒出香味，倒入红酸汤，烧沸后下米粉，接着下肉丸、去皮鹌鹑蛋、水发香菇、火腿肠片、泡豆腐，烧煮5分钟。

3. 加入红油、盐、酱油、鸡精调味，离火，撒上豌豆苗、香菜上桌即成。

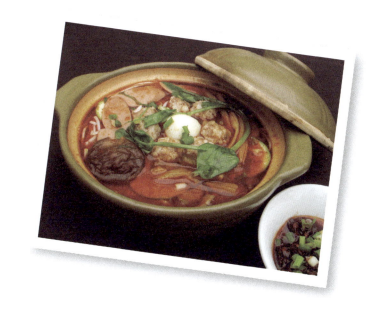

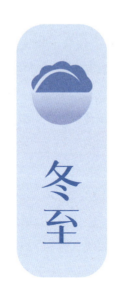

冬至

节气特点

"冬至"是北半球白天最短的一天，俗话说"吃了冬至饭，一天长一线"，从冬至到立春，阳气逐渐回升，阴气逐渐减弱。冬至时节开始进入最寒冷的阶段，天地齐闭，血气伏藏，人不可劳作汗出，以免发泄阳气，因此要早睡晚起，保证充足的睡眠。

节气养生

运动调养

冬至晨练时间不宜过早，应在太阳升起后再进行运动锻炼。冬至时节的运动应以静态运动为主。运动场地要选择向阳的地方，如广场、运动场等。

饮食调养

每年农历的立冬至立春是"进补"的最佳时期。人们应选择一些滋补的食物，使身体得到滋养、补益，但要注意进补要有的放矢，因人而异，辨证施食。饮食方面宜食温热食物以抵抗寒冷。

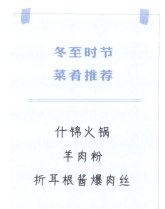

**冬至时节
菜肴推荐**

什锦火锅
羊肉粉
折耳根酱爆肉丝

食材
推荐

药材
推荐

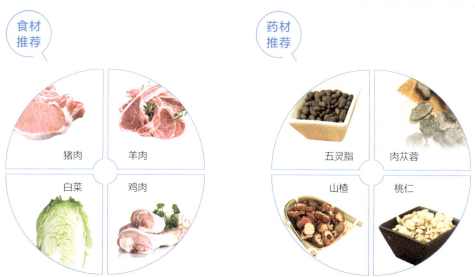

猪肉　　羊肉

白菜　　鸡肉

五灵脂　　肉苁蓉

山楂　　桃仁

什锦火锅

什锦火锅是一道色香味俱全的特色火锅，火锅食材包括各种肉类、海鲜、蔬菜、豆制品、菌菇、蛋制品等，用鸡肉、猪骨熬制的高汤为火锅汤底，最适合在冬季食用。什锦火锅食材丰富多样，色彩缤纷，汤鲜味美，营养丰富，老少皆宜，人人爱吃。

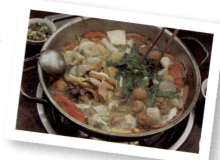

用料

鸡骨高汤2500克，
带骨鱼肉150克，
带骨鸡肉150克，
鸡杂100克，
酥肉100克，
熟肥肠100克，
熟猪皮100克，
熟五花肉100克，
猪瘦肉100克，
火腿肠50克，
熟猪血旺50克，
鱿鱼100克，
熟蛋卷100克，
水发豆腐100克，
土豆100克，
魔芋豆腐100克，

白豆腐100克，
平菇100克，
西红柿50克，
黄豆芽50克，
蒜米3克，
香葱段10克，
葱花3克，
煳辣椒面30克，
盐8克，
味精2克，
鸡精3克，
胡椒粉2克，
花椒粉1克，
酱油5克，
熟猪油50克。

做法

① 带骨鱼肉、带骨鸡肉分别治净，斩成小块，装入盘内；鸡杂洗净，其中鸡肝切成片、鸡肠切成段，混合装入盘内；酥肉、熟肥肠、熟猪皮分别切成块状，装入盘内；熟五花肉、猪瘦肉、火腿肠、熟猪血旺、熟蛋卷、水发豆腐分别切成片，装入盘内；鱿鱼治净，切成斜刀薄片，装入盘内；土豆去皮，洗净后切成厚片装入盘内；魔芋豆腐、白豆腐分别切成厚片装入盘内，平菇洗净后用手撕成块状；西红柿洗净后切成半月片。

② 按人数取小碗，分别放入煳辣椒面、蒜米、盐、味精、花椒粉、酱油、葱花制成蘸水。

③ 黄豆芽洗净，装入火锅内垫底，加盐、味精、鸡精、胡椒粉，掺入鸡骨高汤，淋入熟猪油，撒入西红柿片、香葱段，上桌开火烧沸，同时配上各种各样的辅料下火锅内煮食，配煳辣椒蘸水食用即成。

羊肉粉

人们常说"南粉北面"，意思是南方人爱吃粉，北方人爱吃面。贵州人就爱吃粉，粉类的小吃数不胜数，羊肉粉就是其中之一。在贵州，冬至那一天人们都讲究吃羊肉，简单的也要吃一碗羊肉粉，羊肉粉肉嫩而不烂，粉白而不碎，汤鲜而不浊，油红辣而不燥。

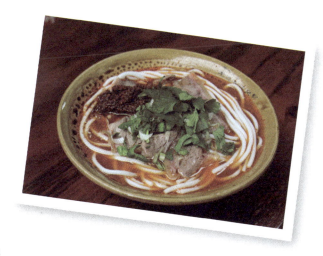

用料

带皮山羊肉300克，

细米粉500克，

生姜块5克，

香菜10克，

羊油15克，

花椒1克，

干辣椒面20克，

花椒面3克，

盐2克，

味精2克，

山奈、草果、砂仁、

香叶、茴香、陈皮、

香茅草、白芷各1克。

做法

① 带皮山羊肉下入大汤锅中，水烧沸，反复打干净血沫，下入姜块和用纱布包好花椒、山奈、草果、砂仁、香叶、茴香、陈皮、香茅草、白芷、沙姜香料包一起改用小火慢炖，羊肉炖至以筷子能穿透皮为好，捞出晾凉后将肉骨分离，带皮的肉切成3厘米宽、5厘米长的片备用（尽量切薄一点），骨头打破放入锅内火上炖。

② 用干辣椒面、菜油制成油辣椒；香菜切段。

③ 烫粉：汤碗放入适量的米粉，表面铺上羊肉片（一碗的份量为米粉100～150克，羊肉25～30克），连肉带碗一起扣在漏勺里，放入汤锅中烫3～4分钟，取出加入油辣椒、羊油、味精，浇上原汤，撒上香菜段、花椒面，一碗滚烫、油红、鲜香、味美的羊肉粉就做好了。食用时最好配上泡酸萝卜、莲花白，会另有一番风味。

折耳根酱爆肉丝

折耳根又名鱼腥草，微具鱼腥气，新鲜者气味更为强烈，既是食品又是中药材，具有清热解毒、消痈排脓的功效。酱爆肉丝是民间常见的传统菜肴，折耳根酱爆肉丝则是把传统菜肴加入了黔味菜肴的元素，将折耳根作为辅料入菜，把大众菜肴京酱肉丝和凉拌折耳根巧妙地组合，成为一款吃法和口感别具一格的下酒、下饭的美味佳肴。本菜肉丝鲜香细嫩，折耳根清香脆爽，酱香浓郁。

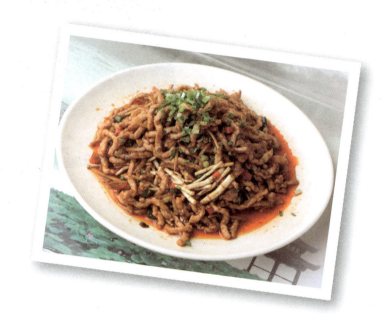

用料

猪里脊肉300克，

折耳根200克，

姜末5克，

蒜片5克，

葱花5克，

糟辣椒10克，

小米椒颗粒5克，

盐5克，

料酒10克，

甜面酱15克，

水淀粉10克。

做法

1 将猪里脊肉切成粗丝，加盐、料酒、水淀粉腌渍10分钟；折耳根用盐拌匀，腌渍15分钟，用清水冲去盐水，滤干水分，用糟辣椒拌匀装盘。

2 炒锅置旺火上，放入食用油烧至六成热，下肉丝滑油至熟出锅。

3 锅留底油烧热，下姜末、蒜片炝香，下小米椒颗粒炒断生，下甜面酱略炒，加入肉丝翻炒均匀，出锅倒在折耳根表面，撒葱花即成。

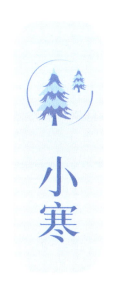

小寒

● 节气特点

小寒标志着开始进入一年中最寒冷的日子。天渐寒，尚未大冷，但隆冬"三九"基本上处于本节气内，因此又有"小寒胜大寒"之说。除了气温低，此时也是阴邪最盛的时期，所谓"阴极之至，阳气始生"。小寒时期强冷空气及寒潮活动频繁，天气更加寒冷，中医认为"寒性凝滞，寒性收引"，天气寒冷，则关节痛、颈椎病甚至是心脑血管疾病都容易发病，此时保暖是第一要务，在保暖的同时还要注意通风。饮食方面宜减甘增苦，以补心助肺，调理肾脏。

● 节气养生

运动调养

小寒节气天气虽然很冷，但仍然要坚持运动来适应寒冷的天气，这样才能提升人体的御寒能力，有助于预防感冒、肺炎等疾病。易筋十二势是按照中医学基础理论和人体阴阳五行运动的规律，通过举、提、拉、按、抱、抓、坠、推等简单动作，不断地刺激相应的经筋组织，使整条经筋处于一种有序的良性态势。经筋得以锻炼，经脉中的气血就会正常运行，气血顺畅，自然就能达到强筋健骨、养生保健的目的。此外，易筋十二势中的"屈伸呼吸"是一个排浊留清、吐故纳新的过程，这一过程可以将体内的浊气迅速排出，同时吸入新鲜的空气，可以使气血畅和，让人精力充沛。练习时，应选择清净、通风、空气清新的地方，而且地面要干燥。

饮食调养

冬天是人体阳气潜藏的时候，人体也会将一定的能量储存起来，为"春生夏长"做准备。因为冬季寒冷，人体需要更多的热量来维持生理活动，所以此时应增加热量及各种营养物质的摄取，以维持人体所需。

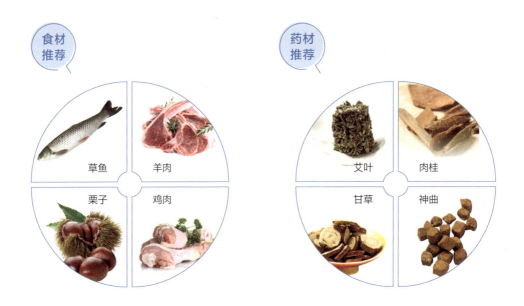

**小寒时节
菜肴推荐**

———

酱爆鸡丁
清汤羊肉火锅
凉拌鱼

食材
推荐

草鱼　羊肉

栗子　鸡肉

药材
推荐

艾叶　肉桂

甘草　神曲

酱爆鸡丁

小寒时节，饮食上建议食用温热食物以补益身体，防御寒冷气候对人体的侵袭，鸡肉就是其中之一。主食材选用的是净鸡脯肉，主调味料选用的是糍粑辣椒。此菜色泽红亮，鸡肉滑嫩，香辣咸鲜，略带酸甜，风味独特。

用料

鸡腿肉400克，

姜片5克，

蒜瓣30克，

蒜苗25克，

糍粑辣椒30克，

甜酱10克，

盐2克，

酱油8克，

料酒8克，

水淀粉25克，

鲜汤30克，

红油25克。

做法

1. 鸡腿肉洗净，去骨剞花刀，切成小丁，放入盛器内，加盐、料酒、水淀粉码味上浆；蒜瓣洗净，切成小丁；蒜苗洗净，切成马耳朵形状。

2. 用一小碗将盐、酱油、料酒、鲜汤、水淀粉调成咸鲜味芡汁。

3. 炒锅置旺火上，放入油烧至六成热，下入码好味的鸡丁及蒜丁爆至断生，捞出控油。锅内留底油烧热，下入糍粑辣椒炒香，再放入姜片、甜酱煸炒几下，投入爆好的鸡丁，淋入咸鲜味芡汁翻炒均匀，撒入蒜苗段，淋入红油，起锅装入盘内即成。

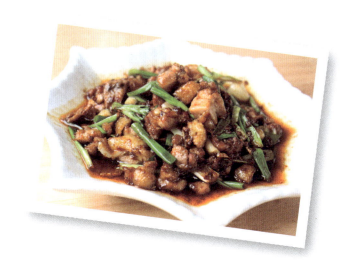

清汤羊肉火锅

羊肉性味甘温，能防治阳痿、早泄、经少不孕、产后虚羸、腹痛寒疝、胃寒腹痛、纳食不化、肺气虚弱、久咳哮喘等疾病。小寒时节进补，羊肉是首选，羊肉火锅既营养美味又滋补保健。成菜皮烂肉嫩，汤鲜味美，营养滋补。

用料

带皮肥羊腿1只（约3000克），

香料包（砂仁、草果、山柰、茴香、香叶、陈皮、白豆蔻、肉豆蔻、红枣各3克），

黄豆芽250克，

大葱段50克，

生姜块50克，

姜片15克，

蒜片10克，

香菜30克，

料酒15克，

盐8克，

味精2克，

胡椒粉3克，

腐乳辣椒、糊辣椒、糟辣椒、酥香辣椒蘸碟各一份。

做法

1. 带皮肥羊腿切成两大块，用清水冲净血水，放入清水锅中，烧沸后反复打去血沫，加入生姜块、大葱段、料酒、香料包，烧沸后改小火炖至能用筷子插得进羊肉时取出，滤干水分，趁热在羊肉表皮抹上薄薄一层花生油，待其冷却。

2. 把冷却后的羊肉切成大片，将羊肉原汤倒入火锅中烧沸，放入黄豆芽煮10分钟再加入切好的羊肉片，加姜片、蒜片、大葱段、胡椒粉、盐、味精调味，带火上桌。

3. 食用时撒香菜，配腐乳辣椒、糊辣椒、糟辣椒、酥香辣椒各种蘸碟蘸食。

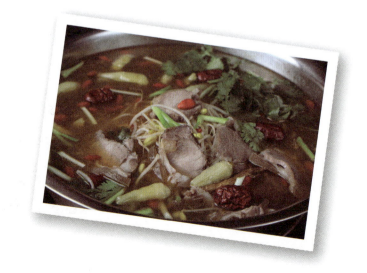

凉拌鱼

凉拌鱼是贵阳市近来较为流行的特色菜肴，鱼肉以凉拌的方式入菜，表面看好像是水煮鱼片，但独特的风味口感赢得众多食客的称赞。凉拌鱼色泽红亮，肉质鲜嫩，香辣爽口。

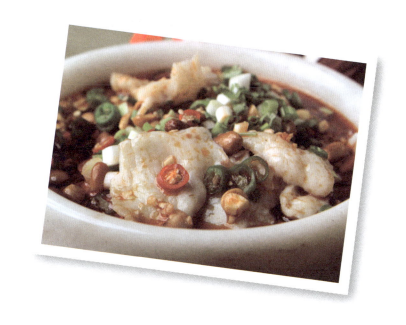

用料

河草鱼1条（约
1000克），
青笋丝20克，
小米辣5克，
小青椒8克，
姜米5克，
蒜米5克，
葱花5克，
香菜3克，
油酥花生仁10克，
白芝麻2克，
鸡蛋2个，
生粉3克，
料酒10克，
红油20克，
高汤150克，
盐3克，
味精2克，
鸡精3克，
白糖2克，
陈醋2克。

做法

① 河草鱼宰杀去内脏治净，剔下两扇鱼肉，鱼头及鱼尾另做他用，把鱼肉上的刺去尽，片成0.5厘米厚的大片，放入盛器内，加盐、料酒腌制5分钟，用清水冲净血水，沥干水分，打入鸡蛋清2个，放入生粉搅拌码味。

② 小米辣、小青椒分别洗净，切成颗粒状。

③ 炒锅置旺火上，放入清水烧沸后加盐、料酒，下入码好味的鱼片煮至断生，捞出沥干水分，装入垫有青笋丝的凹形盘内待用。

④ 另取一盛器，加入小米辣粒、小青椒粒、姜米、蒜米、盐、味精、白糖、陈醋、高汤、红油调制味汁，浇在盘内的鱼片上，撒上油酥花生仁、白芝麻、葱花、鸡精、香菜即成。

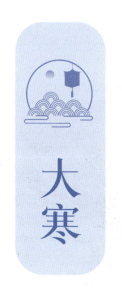

大寒

🔹 节气特点

    大寒是一年中的最后一个节气，也是最寒冷的时期。俗话说"大寒大寒，防风御寒"，可见大寒时节，气温很低，防风防冻，御寒保暖是该时节养生保健的重点，同时还应进行适当的体育锻炼，以增强人体的抗寒能力和抗病能力，但运动不宜过于剧烈，以免出汗过多，导致体内阴精亏损、阳气耗散。冬季讲究"闭藏"，早睡可以帮助人们养阳气，晚起则是为了养阴气。人体应固护精气，滋养阳气，将精气内蕴于肾，化生气血津液，促进脏腑生理功能。

🔹 节气养生

运动调养

    俗话说："冬天动一动，少生一场病。"大寒时节，建议在阳光充足的时间段适度增加户外运动，增强心肺功能，使身体气血畅通、头脑清醒、精力充沛。大寒节气晨练时间不宜过早，因为日出之前的空气质量、气温不适宜进行体育运动，日出后再运动较为合适。

饮食调养

冬季自古以来就是人们最重视的进补时节。因为冬季天气寒冷，万物伏藏，人与天地相应，各种功能活动也处于低潮期，此时最易受寒邪侵袭，所以冬季食补应该顺应自然，选择食物应注意益气补阳，从而增强人体抗御风寒和外邪的能力。

大寒时节
菜肴推荐

———————

酸 甜 虾 球
带 皮 牛 肉 黄 豆 火 锅
腊 香 拼 盘

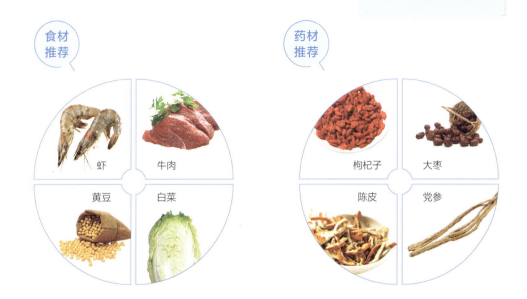

食材推荐

虾　牛肉

黄豆　白菜

药材推荐

枸杞子　大枣

陈皮　党参

酸甜虾球

冬季宜食具有补气填精、滋养强壮作用的食物。虾具有补肾壮阳、滋补益气的功效。现代营养学认为，虾富含蛋白质、脂肪以及锌、磷、钙、铁等营养成分，尤其适宜于严冬季节食用。虾仁解刀成虾球，并采用小荔枝味调味制作成菜，是一款深受食客喜爱、清爽美味的菜品。酸甜虾球油色红亮，虾色金红，辣香酸甜，鲜嫩爽口，荔枝味浓。

用料

鲜活基围虾500克，

姜米3克，

蒜米5克，

甜面酱10克，

盐2克，

白糖5克，

生抽5克，

陈醋8克，

料酒5克，

水淀粉10克，

红油30克，

鲜汤25克。

做法

1. 基围虾去头、剥皮，取出虾肉，在背部划一刀，放入盛器内加盐、料酒、水淀粉码味上浆。

2. 取一小碗，放入盐、白糖、生抽、陈醋、鲜汤、水淀粉调制荔枝味汁。

3. 炒锅置旺火上，放入食用油烧至六成热，下入码好味的虾肉爆至断生，控油。炒锅内放入红油烧热，下入姜米、蒜米、甜面酱炒香，放入爆好的虾肉，倒入调好的荔枝味汁，翻炒均匀，收汁亮油，起锅装入盘内即成。

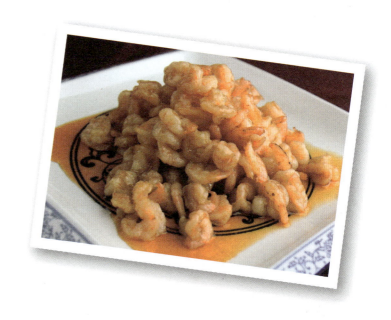

带皮牛肉黄豆火锅

牛肉味甘性温，可安中益气，养脾胃，温而不燥，是最适合冬季食用的温补菜肴。带皮牛肉黄豆火锅汤红油亮，牛肉炮软，黄豆软烂，香辣爽口。

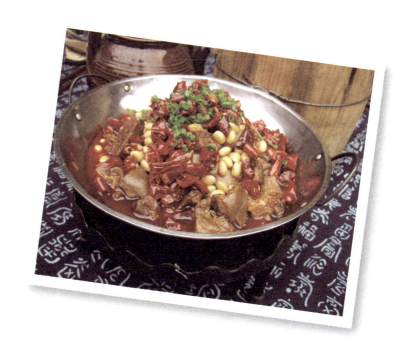

用料

带皮牛肉750克，

黄豆200克，

干辣椒100克，

花椒3克，

八角2克，

砂仁2克，

草果2克，

小茴香2克，

盐5克，

味精2克，

酱油15克，

姜片15克，

葱花10克，

料酒15克，

鲜汤200克。

做法

1. 牛肉连皮斩成2.5厘米见方的块，用姜、葱、料酒码味半小时余水；黄豆用清水泡4小时；干辣椒切成小段。

2. 净锅中火下油烧热，下姜片、干辣椒段炒香，放入牛肉、黄豆略炒，加入鲜汤，加花椒、八角、砂仁、草果、小茴香，改小火，加盖慢煨至牛肉炮软，用盐、味精、酱油调味，倒入火锅中，撒上葱花，带火上桌即成。

腊香拼盘

腊香拼盘用特别腌渍的麻辣香肠、腊肉和老卤水卤制的豆腐香干组合成菜，是贵州地区过年时节百姓餐桌上的必备菜肴，也是各种酒席、零餐餐桌上较受欢迎的特色菜肴。摆盘美观，菜色红润，质地软嫩，腊香浓郁，是下酒佳肴。

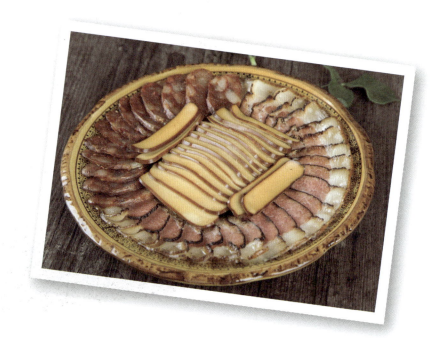

用料

麻辣香肠150克，

腊肉150克，

豆腐香干100克，

特制老卤水200克。

做法

麻辣香肠、腊肉用温水洗净，放入汤锅煮10分钟至熟，取出自然冷却，切成薄片摆盘；豆腐香干放入老卤水中卤入味，捞出晾凉，切成薄片，和香肠、腊肉片一同摆盘上桌即成。